Guzal Sherkuzieva

Aspectos ecológicos e higiênicos do novo biofertilizante "Yer Malhami"

Guzal Sherkuzieva

Aspectos ecológicos e higiênicos do novo biofertilizante “Yer Malhami”

ScienciaScripts

Imprint
Any brand names and product names mentioned in this book are subject to trademark, brand or patent protection and are trademarks or registered trademarks of their respective holders. The use of brand names, product names, common names, trade names, product descriptions etc. even without a particular marking in this work is in no way to be construed to mean that such names may be regarded as unrestricted in respect of trademark and brand protection legislation and could thus be used by anyone.

Cover image: www.ingimage.com

This book is a translation from the original published under ISBN 978-620-8-22470-7.

Publisher:
Sciencia Scripts
is a trademark of
Dodo Books Indian Ocean Ltd. and OmniScriptum S.R.L publishing group

120 High Road, East Finchley, London, N2 9ED, United Kingdom
Str. Armeneasca 28/1, office 1, Chisinau MD-2012, Republic of Moldova, Europe
Printed at: see last page
ISBN: 978-620-8-33293-8

Sherkuzieva G.F.

ASPECTOS ECOLÓGICOS E HIGIÉNICOS DO NOVO BIOFERTILIZANTE "YER MALHAMI"

MONOGRAFIA

Dedicação

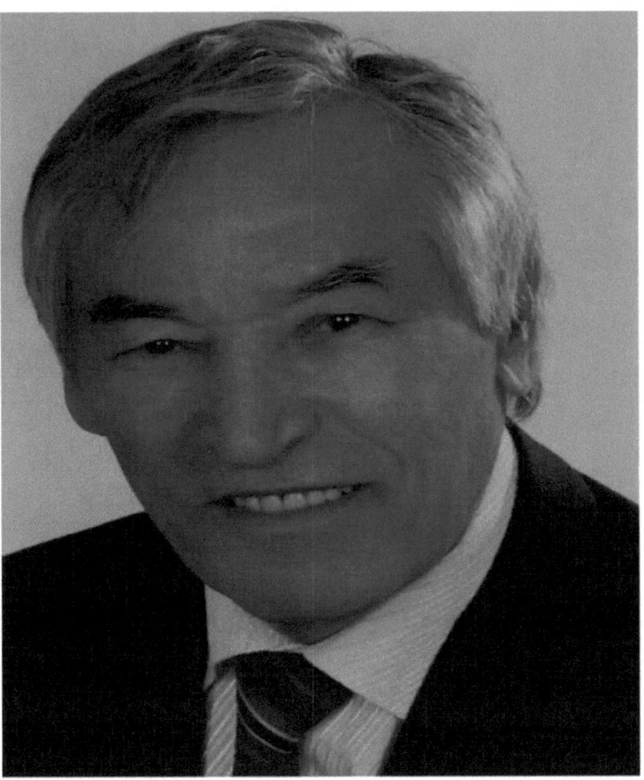

Esta monografia é dedicada ao meu mentor, o académico Tulkin Iskandarov. Quero expressar a minha mais profunda gratidão. Obrigado pelo vosso trabalho. Pelo vosso calor e sabedoria. É impossível transmitir a minha admiração pelo vosso talento, experiência e profissionalismo. Dão conhecimento, partilham a vossa experiência, dedicam a vossa atenção, o vosso amor pelos vossos alunos e, claro, os vossos excelentes conselhos académicos, que foram um apoio fundamental para a elaboração desta monografia.

Autor: Sherkuzieva G.F. - Professora Associada do Departamento de Higiene Ambiental da Academia Médica de Tashkent, Candidata a Ciências Médicas

Revisores:

Ermatov N.Zh.- Chefe do Departamento de "Higiene das Crianças, Adolescentes e Nutrição" da Academia Médica de Tashkent, Doutor em Ciências Médicas

Khashirbaeva D.M. - Diretor da Faculdade de Educação Internacional e Conjunta da Universidade Farmacêutica de Tashkent
Instituto, Doutor em Ciências Médicas

A monografia apresenta informações sobre normas de higiene e medidas sanitárias que garantem a melhoria das condições de trabalho e a proteção do ambiente durante a produção e utilização na agricultura do novo fertilizante biológico "Yer Malhami".

A monografia destina-se a toxicologistas, higienistas, ecologistas, terapeutas, médicos de laboratório e médicos de outras especialidades higiénicas.

Índice

INTRODUÇÃO

Relevância do trabalho. O crescimento da população obriga os investigadores a procurar formas de aumentar a produção alimentar. Uma dessas formas é aumentar a produtividade das culturas, fornecendo-lhes fontes adicionais de azoto fixo. Assim, foi criada uma produção em grande escala de azoto mineral (50 milhões de toneladas por ano) nos principais países do mundo. A sua utilização aumentou a produção mundial de produtos vegetais em cerca de um terço. No entanto, verificou-se que a utilização generalizada de azoto mineral tem uma série de aspectos negativos. Um dos principais é a acumulação de nitritos e nitratos nos objectos ambientais, a diminuição da qualidade dos produtos alimentares e o seu impacto negativo na saúde humana. É conhecida outra forma de fornecimento de azoto ao solo - a fixação biológica de azoto, realizada por vários microrganismos do solo. Esta última é a fonte de azoto mais barata e mais respeitadora do ambiente para a agricultura. Atualmente, foi desenvolvido um novo tipo de fertilizante "Yer Malhami" no Instituto de Microbiologia da Academia de Ciências da República do Uzbequistão. A preparação baseia-se em microrganismos do solo capazes de fixar o azoto e em resíduos da indústria de conservas da República. O biofertilizante destina-se ao tratamento pré-sementeira de sementes e plântulas de produtos hortícolas, culturas industriais, batatas, raízes de plântulas jovens de árvores de fruto, culturas florestais, a fim de acelerar o crescimento das plantas, aumentar o rendimento, melhorar a sua qualidade, suprimir a microflora fitopatogénica. Os testes agrícolas industriais indicam a eficácia da utilização de "Yer Malhami", tendo-se registado um aumento do rendimento do algodão em mais de 8-10%. Não existem estudos que caracterizem o grau de toxicidade e de perigo do novo e promissor biofertilizante "Yer Malhami", as condições de utilização não estão regulamentadas, não existem normas sanitárias para os objectos ambientais. O problema de garantir a segurança ambiental continua a ser relevante [13.55.59.78.112.129].

O objetivo deste trabalho foi desenvolver normas de higiene e fundamentação científica de sistemas de medidas sanitárias que garantam melhores condições de trabalho e proteção ambiental durante a produção e aplicação na agricultura do novo fertilizante biológico "Yer Malhami". Foi feita uma avaliação higiénica das condições de trabalho durante a produção e aplicação de "Yer Malhami" e foi estudado o grau de poluição dos objectos ambientais. Foi estudada a influência do "Yer Malhami" nas propriedades organolépticas da água e no regime sanitário geral dos reservatórios. Foi desenvolvido um conjunto de medidas preventivas destinadas a melhorar as condições de trabalho durante a produção e aplicação, bem como a prevenir a poluição de objectos ambientais com o biofertilizante "Yer Malhami" em condições de produção e aplicação agrícola.

CAPÍTULO 1. PROBLEMAS DE IMPACTO DOS PRODUTOS BIOLÓGICOS NO AMBIENTE

1.1. Avaliação higiénica do grau de contaminação de objectos do ambiente circundante e industrial com biopreparações utilizadas na agricultura

O número de problemas relativos à proteção do ambiente é inumerável, mas entre estes problemas o fator da poluição biológica ocupa um dos lugares mais significativos [11. 13. 17.33.55. 56. 69.71.90.98.].

Nos últimos anos, na República do Usbequistão, as preparações biológicas têm sido amplamente utilizadas na produção agrícola, tendo surgido novos ramos da indústria biológica - biofábricas e biolaboratórios. Por este motivo, o número de trabalhadores da República que têm contacto com poluentes biológicos perigosos para a saúde humana está a aumentar.

As biopreparações utilizadas na produção agrícola têm um efeito protetor nas plantas contra pragas e doenças ou são fertilizantes. A principal propriedade positiva das biopreparações em comparação com as substâncias químicas é a sua especificidade e baixa toxicidade para os seres humanos e os animais de sangue quente [16. 19.28.30. 34. 39.50.63.74.81. 87.94. 102. 117.125. 133].

O aumento do rendimento das culturas devido à utilização de fertilizantes, em particular, é indubitável. O papel mais importante neste contexto pertence aos adubos azotados, uma vez que é com eles que o azoto é introduzido no solo, sendo transformado pelas plantas em compostos proteicos. Os adubos azotados têm um efeito benéfico nas plantas: melhoram a sua composição química, o seu teor de proteínas e de caroteno [14.36.41. 44.57.66. 75. 79. 88. 94.114.147]. Ao mesmo tempo, a utilização de fertilizantes minerais em quantidades excessivamente grandes no ambiente pode ter um efeito adverso na qualidade dos alimentos vegetais, que se expressa principalmente na acumulação de nitratos, nitritos e nitrosaminas nos mesmos, e uma alteração na composição de macro e microelementos [1.4.31.76.83.92. 124.132.143.174.

192].

Quando são aplicadas doses elevadas de fertilizantes azotados no solo, especialmente fertilizantes nitrados (mais de 200-300), uma quantidade significativa de nitratos acumula-se nas plantas em condições climáticas desfavoráveis [5.21.29.38.43.82.96.153.176]. A maior acumulação ocorre nos caules do milho, nas raízes e nos topos da beterraba, na massa verde e no feno da aveia, nas plantas verdes do trigo, do centeio e em muitas ervas daninhas, e mais na parte da raiz. O teor de nitratos nos caules é significativamente mais elevado do que nas folhas. Daqui decorre que a acumulação de nitratos é mais acentuada nas plantas e suas partes que são utilizadas como alimento para o gado. No entanto, estes passam posteriormente para os produtos alimentares de origem animal, o que é perigoso para os seres humanos. A taxa crítica de fertilizantes azotados para gramíneas de cereais, por exemplo, é de 100-120 kg/ha. Com doses mais elevadas, o aumento do rendimento é insignificante e o valor biológico da ração diminui drasticamente devido ao excesso do nível crítico de nitratos na matéria seca e ao aumento da fração não proteica da proteína bruta [7.15.21.42.64.97.130.166.171.192.201].

São bem conhecidas as culturas agrícolas que acumulam grandes quantidades de nitratos e as culturas que são menos propensas à sua acumulação. As primeiras incluem principalmente rabanetes, beterrabas vermelhas, espinafres, alface, aipo, e as segundas incluem tomates, pepinos, cenouras e ervilhas [9.12.22.27.51.80.84.118.123.154.173.195]. A acumulação de nitratos depende da espécie e da variedade das plantas, ou seja, das caraterísticas biológicas da cultura. Os microelementos desempenham também um certo papel na assimilação dos nitratos pelas plantas, nomeadamente o molibdénio, que favorece a síntese das proteínas a partir dos adubos azotados. Com uma deficiência de molibdénio no solo, a acumulação de nitratos nas plantas pode atingir um nível elevado. A forma de aplicação dos fertilizantes azotados é também de grande importância. Por exemplo, a aplicação de compostos de amónio como adubos azotados leva a uma menor acumulação de nitratos nas plantas do que a aplicação de formas nitratadas de azoto [3.10.33.58.65.73.122.131.152.175.197.200.]

A investigação realizada por V. I. Murakh [95] revelou que os adubos minerais azotados (a quantidade de azoto 180-300 kg por 1 ha) não tiveram um efeito estatisticamente significativo no teor total de hidratos de carbono na couve, beterraba e cenoura. Em todas as variantes das experiências, o autor não registou alterações no teor de glucose, frutose, sacarose, fibra e pectina nos legumes. No entanto, verificou que a introdução de doses crescentes de azoto no solo, com uma quantidade inalterada de fósforo e potássio, alterava drasticamente a natureza das relações entre os hidratos de carbono individuais na couve, tendo as alterações mais significativas nos coeficientes de correlação sido encontradas para os hidratos de carbono facilmente digeríveis (glicose, frutose, sacarose).

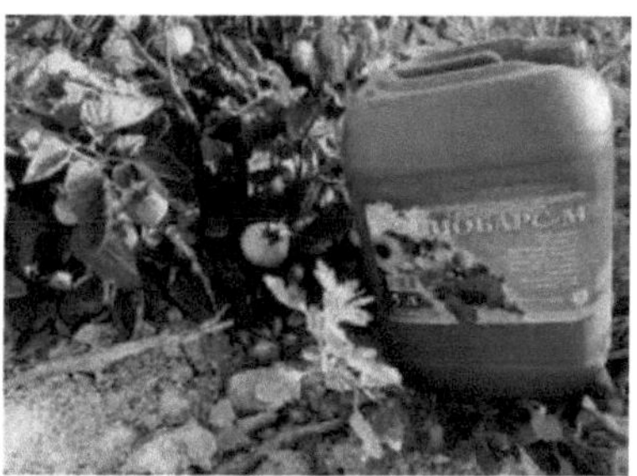

Botaev D.I. [26.32.60.] estabeleceu que, ao usar fertilizantes minerais de nitrogênio nas condições da República do Uzbequistão, há uma contaminação significativa do solo com nitrato de amônio e sódio: a concentração máxima permitida de nitrato de amônio (para nitratos) no solo sierozem é recomendada em 66,7 mg / kg (para indicador de migração de água). Como resultado da translocação do nitrato de amónio nas culturas de melão, as quantidades residuais de iões de nitrato aumentam nas mesmas e o valor nutricional dos produtos agrícolas altera-se. A ingestão real de iões de nitrato com os alimentos no corpo humano nas condições do Uzbequistão atinge 240 mg por dia.

Os nitratos de amónio e de sódio, principais tipos de adubos minerais azotados utilizados na agricultura da República, podem ser classificados como compostos pouco tóxicos e de baixo risco em termos de toxicidade para os animais de sangue quente. O mecanismo de ação biológica dos nitratos baseia-se na lesão da síntese da hemoglobina, que está associada ao efeito anóxico, que é a causa da morte dos animais em experiências agudas. O quadro clínico do envenenamento agudo é caracterizado pela excitação a curto prazo dos animais com depressão subsequente por letargia, adenamia, aumento da frequência respiratória, o que indica danos nos sistemas hepatobiliar e respiratório. A dose máxima inativa (MID) de nitratos é de 4,34 mg / kg de peso ou 217 mg na dieta humana na zona climática IV.

Khasanov Yu. U. [147] realizou estudos aprofundados sobre a justificação higiénica das condições de utilização de adubos minerais em combinação com pesticidas, tendo em conta o seu efeito no valor nutritivo das culturas de legumes, melões e frutos. O autor concluiu que os adubos minerais na cultura de legumes, frutas e melões só devem ser utilizados sob a forma de um adubo mineral completo nas seguintes doses: para melões e melancias - azoto 100150, fósforo - 140-150, potássio - 100 kg / ha; para cenouras azoto - 120-150, fósforo - 80-100, potássio 40-50 kg / ha; para cebolas azoto - 100, fósforo - 150, potássio 50 kg / ha. Eles não estabeleceram que - fertilizantes nitrogenados para cebolas e cenouras devem ser aplicados em partes iguais em duas alimentações (a primeira alimentação é realizada quando 1-2 folhas verdadeiras aparecem após a remoção de ervas daninhas, e a segunda - no início da formação da cultura de raiz ou bulbo). É aconselhável aplicar fertilizantes azotados para o tomate em 3 fases: antes de plantar as plântulas no solo, após o desbaste e durante o período de formação de frutos em massa. Os fertilizantes azotados para melões devem ser aplicados em 2 fases: 50% da taxa anual de fertilizantes azotados é aplicada antes da sementeira e o restante é aplicado durante a estação de crescimento, sob a forma de alimentação, quando se formam 3-4 folhas verdadeiras. É proibido aplicar azoto e outros fertilizantes minerais após a floração dos melões e melancias[20.53.72.99.121.140.164.187.195.200].

A acumulação de nitratos nos produtos vegetais obriga-nos a procurar novas abordagens na prática da fertilização, uma vez que é necessário um compromisso razoável entre o rendimento e a qualidade do produto.

Na última década, a construção de complexos pecuários levou ao aparecimento de um novo tipo de matéria-prima orgânica - as águas residuais contendo estrume, para as quais foi necessário desenvolver novas tecnologias para a sua utilização. Assim, de acordo com Arkhipchenko I.A. et al. [136], a partir de 3000 m^3 de águas residuais geradas durante o dia, o processamento aeróbico permite obter fertilizantes orgânicos: uma fração sólida, sedimentos de tanques de decantação primária e biomassa de microrganismos. A fração líquida purificada que sai dos tanques biológicos, numa quantidade de 2600 m3/dia, contém alguns elementos fertilizantes capazes de estimular o desenvolvimento de vegetação aquática superior, podendo os tanques biológicos ser utilizados para a criação de peixes herbívoros (carpa e carpa prateada).

De particular interesse é uma mistura de microrganismos activos de lamas com sedimentos de tanques de sedimentação (I:I). No estado seco, este biofertilizante, a que os autores chamaram "bamil" (biomassa de microrganismos activos de lamas), é eficaz para muitas culturas agrícolas. Num complexo, podem ser obtidas até 10.000 toneladas de biofertilizante por ano para a engorda de 108 mil cabeças de porcos[47.54.70.89.126.150.156.193].

O modo tecnológico desenvolvido para as instalações de tratamento existentes garante a produção de uma associação estável de microrganismos de lamas sobre as águas residuais, incluindo uma vasta gama de bactérias envolvidas na decomposição de compostos contendo azoto (amonificantes:

urobactérias, bactérias esporuladas, bem como actinomicetos que decompõem eficazmente compostos orgânicos difíceis de oxidar, fungos). Em termos de propriedades agroquímicas, este biofertilizante distingue-se dos outros adubos orgânicos pelo seu elevado teor de azoto (5%), fósforo (1,6%), potássio (0,5%), magnésio (2%), cálcio (7%) e um certo número de microelementos: zinco (0,04%), ferro (0,15%), manganês (0,02%), cobre (0,06%), etc. Os metais pesados estão ausentes. As experiências demonstraram que o bamil aumenta o rendimento da batata em 100-150 g/ha, a produção de feno de gramíneas perenes em 60-70 c/ha e o trigo subsequentemente em 8-10 c/ha. O efeito secundário é de longo prazo, 3-4 anos. Para além de aumentar o rendimento, o bamil melhora a qualidade dos produtos agrícolas[52.67.86.116.138.145.169.191.212.217]. Assim, de acordo com os autores, o teor de amido nos tubérculos de batata aumenta em 4%, o ácido ascórbico em 1,5 vezes, a proteína no grão de aveia em 2-3%, no grão de trigo em 1-1,5%, no produto resultante o teor de nitrato de azoto é significativamente permissível. O biofertilizante é utilizado em pré-sementeira e após a sementeira. O Bamil é facilmente mineralizado, melhora as propriedades físico-químicas do solo e é especialmente eficaz em solos com baixo teor de húmus. Assim, em solos podzólicos, o teor de carbono solúvel em água aumenta 2-2,5 vezes e o azoto 8-10 vezes. O Bamil não só aumenta o rendimento e a qualidade das culturas agrícolas, como também afecta significativamente a atividade biológica do solo. O uso de Bamil como fertilizante - uma mistura ou com cobertura processada a uma temperatura acima de 100 ° C é aceitável do ponto de vista sanitário e higiénico.

Foi realizada uma avaliação higiénica do solo e das plantas relacionada com a utilização de resíduos do complexo de criação de suínos como fertilizante; verificou-se que a introdução de fertilizantes orgânicos contendo azoto provenientes de um complexo de criação de suínos conduz à translocação de azoto (amoníaco, nitratos) do solo para as plantas e à sua acumulação nos grãos de milho, não tendo um efeito negativo no regime sanitário do solo e no valor nutricional das culturas agrícolas [35].

Em 1838, Boussingault, ao realizar experiências com trevo e ervilhas, demonstrou que, quando estas plantas são cultivadas em areia calcinada, acumulam azoto. Só podia haver uma fonte - a atmosfera. Em 1883, G. Gelrichel e G. Wohlfarth conseguiram estabelecer que as leguminosas podem alimentar-se do azoto atmosférico. A presença de bactérias nos nódulos das raízes das leguminosas foi constatada pela primeira vez por Lachman [18.58] e Voronin [18.66.96.128.194216]. A formação de nódulos sob a influência de bactérias fixadoras de azoto foi finalmente comprovada em 1888 por M. Beijerinck. Obteve estes microrganismos em cultura pura e chamou-lhes Bacillus radiciola.

Outros fixadores de azoto foram também identificados na disputa. Atualmente, conhece-se um grande número de microrganismos protozoários. Entre eles encontram-se espécies simbióticas e de vida livre. Destes, a utilização de bactérias nodulares é da maior importância para aumentar o rendimento das culturas agrícolas [6].

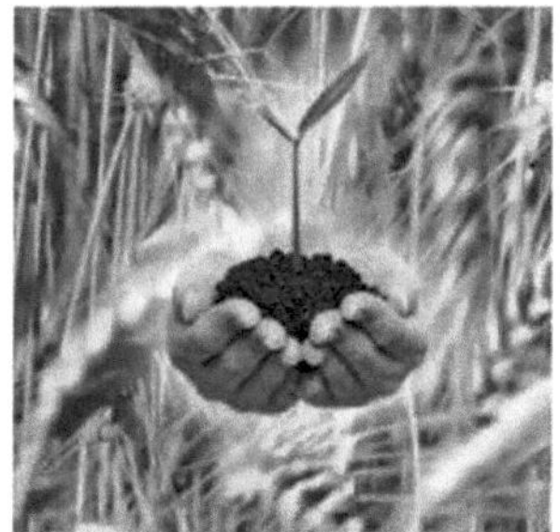

Nas leguminosas modernas, a formação de nódulos foi identificada em aproximadamente 1.300 espécies. As bactérias nodulares também se encontram no solo, mas nem sempre em quantidades suficientes para a formação ativa de nódulos nas raízes de certas leguminosas.

As células das bactérias dos nódulos em culturas jovens são normalmente em forma de bastonete (0,5-0,9 x 1,2-3,0 μm). Mas, sob certas condições, podem tornar-se ovais, cocóides, e também em forma de pera e ramificadas.

Muitos tubérculos são móveis numa idade jovem devido à presença de flagelos. Gram-negativas. Reproduzem-se por divisão. Subdividem-se em bactérias de crescimento rápido (bactérias de ervilhas, trevo, alfafa, feijão, fava) e de crescimento lento (bactérias de tremoço, soja, amendoim, sanfeno). As bactérias crescem em culturas puras em meios que contêm hidratos de carbono ou outras substâncias orgânicas. Algumas estirpes são também capazes de crescer em condições autotróficas na presença de hidrogénio molecular como fonte de energia[23.60.91.144.189.207.215].

A temperatura óptima para o crescimento de diferentes espécies é de 25-30°C, o valor ótimo de pH é mais frequentemente 6,8-7,0.

A fixação do azoto molecular pelas bactérias nodulares, bem como por outros procariotas, leva à formação de amoníaco, a partir do qual são sintetizados aminoácidos. Além disso, o processo de fixação de azoto é frequentemente acompanhado pela libertação de hidrogénio molecular.

Anteriormente, pensava-se que as bactérias dos nódulos só eram capazes de fixar azoto molecular quando se encontravam nos nódulos sob a forma de bacteriodes. No entanto, nos últimos anos, foi demonstrada a possibilidade de fixação de azoto por culturas puras de alguns destes microrganismos em condições de baixa pressão parcial de oxigénio.

No entanto, a exploração intensiva do solo, associada ao seu constante esgotamento, conduz a uma inevitável diminuição da fertilidade. De acordo com os cálculos existentes, 50-90 kg de azoto por cada 10 centavos de cereal são anualmente removidos de diferentes solos com a colheita de cereais. A melhoria do equilíbrio de azoto do solo pode ser conseguida através da adição de fertilizantes minerais[8.37.62.100.120.142.151.178.199].

Os fixadores de azoto criam a fertilidade natural do solo e, antes do advento do azoto quimicamente ligado, a humanidade só podia contar com a reposição deste importante elemento através da atividade dos microrganismos quando cultivava culturas ou utilizava pastagens.

O chamado "azoto biológico" é totalmente assimilado, ao contrário do "azoto mineral", este último é efémero por natureza devido à desnitrificação, lixiviação e volatilização (sob a forma de N2, N2O, NO). A sua assimilação efectiva não ultrapassa os 50%. Além disso, o azoto biológico não polui o ambiente com substâncias nocivas[6.24.45.77.85.393.119.198.203.209].

Imediatamente após a descoberta do fenómeno de fixação simbiotrófica do azoto molecular, surgiu a ideia de utilizar as bactérias nodulares para fins práticos.

Em 1896, Nobbe e Hiltner, na Alemanha, produziram uma preparação comercial contendo uma mistura de bactérias nodulares para dezanove espécies de leguminosas. A preparação, que recebeu o nome de "nitragin", que se mantém até hoje, aumentou o rendimento das leguminosas, o que atraiu a atenção de todo o mundo.

As preparações de bactérias nodulares começaram a ser preparadas nos EUA (1886), Hungria (1898) e Inglaterra (1906). Na Rússia, as experiências com preparações de bactérias nodulares foram conduzidas por L.I. Budinov (1907) e depois por I.A. Makrinov (1915).

Como resultado de muitos anos de investigação, foi demonstrado que as preparações de bactérias nodulares são eficazes num estado ativo. Para isso, a cultura deve ser fornecida com humidade e nutrientes, principalmente hidratos de carbono, e crescer a uma temperatura óptima.

Boumane M.E., Kvyatkovskaya I.Ya., Sipkalye V.S. (18) estudaram a toxicidade da nitragin. A preparação contém bactérias nodulares (3-5 mil milhões de células vivas em 1 g), que fixam o azoto atmosférico em simbiose com plantas leguminosas.

Quando a nitragina foi administrada por via oral, a dose letal média determinada em ratos brancos foi de 3900 mg/kg e 5200 mg/kg. Mesmo quando a nitragina foi administrada numa dose de 1000 mg/kg, 2 ratos em 6 morreram. O coeficiente de acumulação quando o medicamento foi administrado numa dose de 5000 mg/kg foi de 3. Não foi detectada qualquer ação irritante para a pele ou de reabsorção da nitragina com a exposição repetida à pele. A toxicidade da nitragina sob a forma de aerossol foi estudada com efeitos de inalação agudos e crónicos. Na experiência aguda, as alterações funcionais no organismo dos ratos experimentais e de controlo foram avaliadas através do estado geral e do comportamento da SPP, do teor de elementos formados (eritrócitos e leucócitos) e de hemoglobina no sangue, da atividade da ASAT, ALAT e das proteínas na urina. Uma vez que não foram detectadas alterações funcionais no organismo quando exposto ao aerossol de nitragina a uma concentração de 30,10 mg/m^3 , o limiar de ação aguda para os indicadores integrais deve ser considerado como uma concentração de 50 mg/m3 (diminuição do número de leucócitos: experiência 6175±148; controlo 10065±262; diminuição do índice de excitabilidade: Experiência SPP - 10,8±0,6, controlo - 16,0±1,5 v. aumento da atividade do ASAT no soro sanguíneo: experiência 41,8±0,83, controlo 34.4±0.72[2.25.46.158.163.185.193.200.202.214].

Quando os ratos brancos foram expostos ao fármaco a uma concentração de 2,5 mg/m^3 , no final dos 1-2 meses de exposição, observou-se o seguinte nos animais experimentais: o número total de aeróbios não se alterou e a composição quantitativa de outros microrganismos intestinais (estafilococos, proteus, anaeróbios, lactobacilos) também não se alterou, com exceção da E. coli, cujo número foi reduzido.

Foi observado um aumento fiável das gamaglobulinas (experiência 10,05±0,42 g%, controlo 9,06±0,43 g%), das albuminas, uma diminuição dos leucócitos e da temperatura oral. O exame patomorfológico dos órgãos internos dos animais experimentais foi efectuado no final do período de inoculação. No grupo experimental (2,5 mg/m3), em contraste com o controlo, são dignas de nota as seguintes alterações. Nos pulmões: sangue no lúmen dos brônquios, presença de epitélio descamado, infiltração focal de células redondas no pulmão. Não se observaram desvios da norma nos rins, fígado, miocárdio, baço[48.68.115.127.].

Ao estudar as caraterísticas da exposição crónica à nitragina a uma concentração de 25 mg/m3 em ratos brancos, verificou-se um aumento fiável da fração de alfa e gamaglobulina do soro sanguíneo, da temperatura oral e uma diminuição da atividade da ASAT no soro sanguíneo. O número total de aeróbios no grupo que recebeu o medicamento numa dose de 25 mg/m3 aumentou de forma estatisticamente significativa no final do terceiro mês de exposição. O número de estafilococos no terceiro mês de exposição não atingiu 9,33±0,12 1g/g (controlo 8,69±0,25 1g/g). Quanto aos lactobacilos, o seu número aumentou até ao final do primeiro mês de exposição, não diferindo depois do controlo. A partir dos dados obtidos, pode concluir-se que a nitragina não tem um efeito antimicrobiano pronunciado, embora, como medicamento microbiano, introduza algumas alterações nos rácios quantitativos da microflora normal do intestino dos ratos brancos[133.142.160.183.190.210].

Em contraste com o controlo, as alterações patomorfológicas detectadas no fígado são dignas de nota - a presença de distrofia proteica nos hepatócitos e a infiltração de células focais e redondas no interstício dos pulmões.

Os dados de investigação obtidos permitiram identificar uma possível concentração limite para indicadores tóxicos gerais próxima de 0,5 mg/ m .[3]

Uma das questões mais importantes que se colocam no estudo dos microrganismos fixadores de azoto é a determinação do período de inoculação. No grupo experimental (2,5 mg/m3), em contraste com o grupo de controlo, são dignas de nota as seguintes diferenças. Nos pulmões: sangue no lúmen dos brônquios, presença de epitélio descamado, infiltração focal de células redondas no pulmão. Não se observaram desvios da norma nos rins, fígado, miocárdio, baço[101.105.111.146.196.213].

Ao estudar as caraterísticas da exposição crónica à nitragina a uma concentração de 25 mg/m3 em ratos brancos, verificou-se um aumento fiável da fração de alfa e gamaglobulina do soro sanguíneo, da temperatura oral e uma diminuição da atividade do ASAT sérico. O número total de aeróbios no grupo que recebeu uma dose de 25 mg/m3 aumentou de forma estatisticamente significativa no final do terceiro mês de exposição. O número de estafilococos no terceiro mês de exposição não atingiu 9,33±0,12 1g/g (controlo 8,69±0,25 1g/g). Quanto aos lactobacilos, o seu número aumentou até ao fim da exposição, não diferindo depois do controlo. A partir dos dados obtidos, pode concluir-se que a nitragina não tem um efeito antimicrobiano pronunciado, embora, como preparação microbiana, provoque alterações nos rácios quantitativos da microflora intestinal normal dos ratos brancos[49.127.141.165.177.104.205.214].

Em contraste com o controlo, as alterações patomorfológicas detectadas no fígado são dignas de nota - a presença de distrofia proteica nos hepatócitos e a infiltração de células focais e redondas no interstício dos pulmões.

Os dados de investigação obtidos permitiram identificar uma possível concentração limite para indicadores tóxicos gerais próxima de 8,9 mg/m3.

Uma das questões mais importantes que se colocam no estudo dos microrganismos fixadores de azoto é a determinação do papel destes microrganismos na acumulação de azoto nos solos[(48].

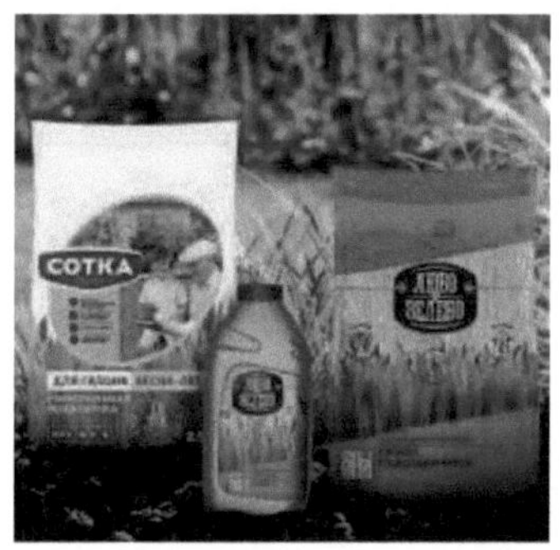

Os dados disponíveis na literatura sobre a entrada de azoto no solo proveniente da atmosfera devido à atividade do Costridium são bastante contraditórios. Assim, nos trabalhos de Ross (163, 164), foi demonstrado que a quantidade de azoto fixado pelo Cl. butyricum nos solos de pastagens cultivadas da Nova Zelândia não excede 1,1 kg/ha. Ao mesmo tempo, segundo Knowles (159), a fixação anaeróbica do azoto em alguns solos de Klebeck (Canadá) foi observada de 19,9 a 37,1 kg, e com a introdução de matéria orgânica (glucose) aumentou para 39,0-73,0 kg/ha de azoto[134,149,172,199,204,210].

Recentemente, foram apresentados dados sobre escalas significativamente maiores de fixação anaeróbia de azoto nos solos. Por exemplo, Brozes [154] concluiu, a partir das suas experiências, que o nível de fixação de azoto no solo (numa camada de 17 cm de solo) pode variar entre 2 e 200 kg/ha por ano (dependendo da quantidade de fertilizantes orgânicos aplicados). De acordo com Rice, Naul, e Wetmer [165], a fixação de azoto em chernozem supersaturado com humidade foi de 13-150 kg/ha na presença de 1% de palha e 500-1000 kg/ha com 5 e 20% de palha.

Kitsev V. T. e Zakharova S. N.[47] tentaram determinar aproximadamente o papel que os microrganismos anaeróbios fixadores de azoto podem desempenhar na reposição de azoto no solo. Ao determinar a produtividade da fixação anaeróbia de azoto em vários solos, verificou-se que o solo podzólico fixa 3,5 mg, e o solo chernozem e castanheiro - 3,08 e 0,69 mg de azoto por 1 g de substância contendo carbono não utilizado (em termos de glucose), respetivamente.

Se considerarmos que 8-10 t/ha de matéria orgânica seca ao ar (144) entram anualmente no solo, dos quais 10% podem ser utilizados pelos anaeróbios, verifica-se que, devido à atividade dos fixadores anaeróbios de azoto, 2,8 a 3,5 kg de azoto por hectare de camada arável podem entrar no solo podzólico durante a estação de crescimento, e 2,4-3,0 e 0,5-0,6 kg de azoto, respetivamente, no solo de chernozem e de castanheiro.

No entanto, os dados obtidos em experiências laboratoriais não podem ser extrapolados para condições naturais, onde os factores que afectam o processo de fixação de azoto são muito dinâmicos. No entanto, constituem uma prova indireta de que os fixadores anaeróbios de azoto podem desempenhar um certo papel na reposição de azoto no solo[137.168.188.214.220].

Numerosos estudos dos autores acima mencionados mostram que, para mobilizar o azoto molecular atmosférico, é necessário criar condições no solo que facilitem o desenvolvimento de Clostridium e a manifestação da sua atividade máxima de fixação de azoto. Isto pode ser assegurado pela presença de uma quantidade suficiente de material energético sob a forma de resíduos vegetais frescos e não decompostos, secreções radiculares, etc., e dos elementos nutricionais necessários, bem como pelo aumento da humidade do solo e por condições favoráveis de temperatura, pH, etc.

Um dos fertilizantes microbianos azotados eficazes é a rizoagrina, que é uma monocultura de Agrobacterium raiobooter (estirpe 204) com um enchimento. A turfa estéril enriquecida com hidratos de carbono, microelementos e minerais foi utilizada como material de enchimento. A investigação efectuada por Omelyants T.G., Tudi T.V. (IIO) estabeleceu que os microrganismos A. radiobacteria não são virulentos e não são tóxicos: O LD50 (em células microbianas por animal) com administração intraperitoneal no corpo foi superior a 106, com administração oral - mais de 6.1010 para ratos e 3.1.1010 -3.1.1011 para ratos, com administração intranasal mais de 6.109 para ratos e mais de 3.109 para ratos. O LD50 de células mortas por aquecimento foi de 7.8.109 - 7.0.1010; o LD50 do filtrado de uma cultura de caldo de três dias quando administrado oralmente a ratos foi de 1,8-3,5 ml por animal, e de 1,8-2,8 ml quando administrado intraperitonealmente[104.108.219.]

A bactéria A.radiobacter não tem a capacidade de penetrar nas células de animais de sangue quente e multiplicar-se nelas, o que é confirmado por estudos bacteriológicos de órgãos internos. O exame patomorfológico dos órgãos não revelou quaisquer alterações significativas.

Ao analisar os resultados do estudo do efeito disbacteriótico dos micróbios na microflora intestinal normal de ratos, observou-se um aumento confiável no número de coli intestinal, enterococos e fungos semelhantes a leveduras em comparação com o controle. Este facto pode dever-se ao desenvolvimento de uma disbacteriose com fraca expressão. Nos ratos, não foram detectadas alterações na biocenose intestinal.

Os estudos da forma comercial do medicamento rizoagrina, que contém vários aditivos para além de microrganismos, em experiências agudas com ratos e ratazanas mostraram que o medicamento não é tóxico quando administrado no estômago (LD50 superior a 104 mg/kg) e por via intraperitoneal (LD50 superior a 103 mg/kg). Não foram encontradas anomalias patológicas no exame morfológico dos órgãos internos dos animais[137.157.167.184.188.106.108.214].

Com a exposição por inalação à rizoagrina, observou-se uma diminuição do número de leucócitos na composição morfológica do sangue periférico, uma diminuição do número de estafilococos e um aumento do número de lactobacilos nos intestinos, em comparação com os animais intactos.

A atividade fagocítica dos leucócitos, o índice fagocítico e a atividade da lisozima intraleucocitária não sofreram alterações significativas.

A turfa, que faz parte da preparação como enchimento, não é tóxica para os animais e não tem um efeito citogenético quando inalada numa concentração de 1,2 mg/m^3 durante 60 dias.

A investigação efectuada permitiu aos autores recomendar a utilização da rizoagrina na agricultura como alternativa aos fertilizantes minerais químicos.

Além dos biofertilizantes, os bioinsecticidas são atualmente muito utilizados na produção agrícola. Na nossa república, foram realizados trabalhos sobre a regulamentação higiénica global dos poluentes biológicos para proteger o ambiente e o ambiente de produção durante a sua produção e utilização (69). O autor identificou e fundamentou os riscos industriais na produção de trichogramma, fez uma avaliação higiénica da ação biológica dos bioinsecticidas com base em bactérias formadoras de esporos, fungos, toxinas (dendrobacilina, tricodermina, turigina) e emissões específicas da produção de trichogramma e de leveduras de hidrólise (pólen da traça do grão, levedura forrageira). Desenvolveu abordagens teóricas e metodológicas para a regulação higiénica global dos poluentes biológicos e para a fundamentação das doses diárias admissíveis de bioinsecticidas[159.186.103.213].

Em 1993 (69), Kogai R.E. desenvolveu uma classificação dos bioinseticidas e das emissões específicas da biotecnologia segundo o grau de nocividade do seu efeito complexo no organismo. Tendo em conta os valores estabelecidos de DDI para os seres humanos, foram fundamentados níveis seguros de bioinseticidas e emissões específicas no ambiente.

A literatura contém informações sobre as caraterísticas higiénico-toxicológicas e alergológicas de biopreparações utilizadas anteriormente (24, 82). De entre as biopreparações, as mais utilizadas na agricultura do Usbequistão e de outras repúblicas da Ásia Central são a dendrobacilina, a bitoxibacilina, a BUP, a tricodermina, a turingina-I, a gomelina e o lepidocida [21, 68, 71, 135, 142, 145].

De acordo com V.I. Murza [92], as biopreparações não têm propriedades cumulativas pronunciadas e não representam um perigo real em termos de ocorrência de envenenamento crónico. As bactérias formadoras de esporos de cristal na forma vegetativa são alergénios de intensidade média, e as formas de esporos de microrganismos e as preparações insecticidas à base dos mesmos podem ter um efeito alergénico fraco no organismo.

De acordo com dados literários, a utilização de dendrobacilina, bitoxibacilina, BIP e outras preparações biológicas na agricultura conduz à poluição do ambiente [20, 22, 23, 24, 36, 37, 56, 64, 69, 92, 105, 106, 107, 108, 134, 143, 151, 153].

O desenvolvimento da indústria microbiológica levou à necessidade de realizar estudos higiénicos sobre as condições de trabalho nas empresas deste sector e de desenvolver medidas destinadas a prevenir situações críticas nessas empresas e em povoações próximas (II8). Sabe-se que o processo tecnológico de produção de biopreparações é acompanhado pela poluição do ar na área de trabalho com microrganismos e seus produtos residuais, tais como poeiras de produtos acabados [32, 38, 49, 65, 99, 100, 109, 110, 116, 120, II9, I3I, 149, 150]. O equipamento principal das empresas microbiológicas: fermentadores, separadores, filtros-prensa, secadores, máquinas de embalagem [91]. O trabalho das pessoas que trabalham nas oficinas das empresas consiste em preparar o equipamento para o trabalho, monitorizando o processo tecnológico. Todas as operações manuais são acompanhadas pela contaminação da pele e do vestuário especial com o produto acabado e as suas matérias-primas. Ao estudar as condições de trabalho das pessoas que produzem preparações biológicas, verificou-se que as mais desfavoráveis em termos de higiene são as operações de secagem e embalagem] 150]. As preparações microbiológicas podem ter um efeito adverso no corpo dos trabalhadores, causando principalmente danos nos órgãos respiratórios e na pele [5, 8, 9, 10, 15, 30, 32, 54, 62, 65, 76, 77, 78, 89, 97, 98].

Em oficinas com elevados níveis de contaminação das instalações com poeiras do produto acabado, registam-se dermatoconioses, que se caracterizam por lesões predominantes na pele das costas das mãos, dos antebraços e, menos frequentemente, da face e do tronco [9, 59, 61, 130, 146]. Em pessoas em contacto com poeiras de substâncias biologicamente activas, pode desenvolver-se a síndrome amniótica [7]. Por conseguinte, quando se estuda o estado de saúde dos trabalhadores envolvidos na produção de preparações microbiológicas, as alterações no corpo associadas à alergização são notadas em primeiro lugar e acima de tudo [12, 27, 31, 43, 46, 60, 67, 63, 101].

Assim, muitos anos de experiência na produção e utilização de produtos fitofarmacêuticos microbiológicos e biofertilizantes mostraram [1, 17, 67, 74, 93, 107, 122, 123, 138] que, a par dos efeitos positivos, existe também um inconveniente significativo - a capacidade de ter um efeito benéfico no ambiente e nos seres humanos.

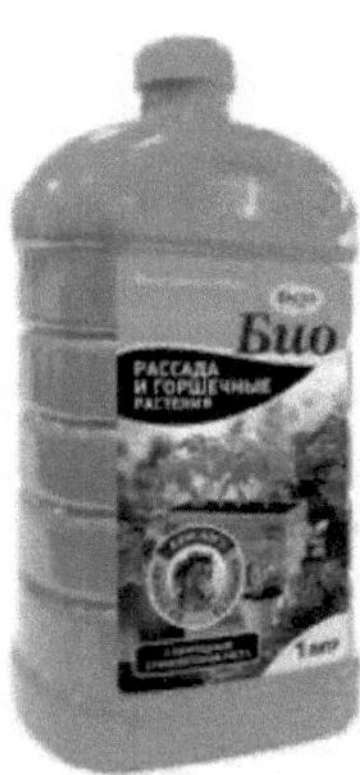

O problema da eliminação de resíduos de complexos pecuários é particularmente relevante e não está resolvido. Atualmente, muitas empresas de criação de gado e de aves de capoeira acumulam grandes quantidades de estrume e de estrume, que, se o problema da sua eliminação for devidamente resolvido, podem proporcionar lucros adicionais e, ao mesmo tempo, transformar as explorações agrícolas numa produção praticamente sem resíduos. Entretanto, o funcionamento de grandes complexos pecuários, avícolas e explorações agrícolas ameaça o bem-estar ecológico do ambiente devido à falta de trabalho organizado na eliminação dos resíduos orgânicos. Embora os excrementos dos animais e das aves contenham um grande número de substâncias perigosas (NH3, H2S, etc.). Ao mesmo tempo, o estrume e os excrementos das aves são fertilizantes orgânicos valiosos, uma vez que contêm todos os elementos necessários para a nutrição das plantas, e numa combinação favorável. Por conseguinte, a tarefa urgente atual consiste em encontrar soluções tecnológicas eficazes para a transformação dos resíduos animais e a produção de energia e produtos úteis.

1.2. Propriedades físico-químicas, microbiológicas e utilização do novo biofertilizante "Yer Malhami"

O fertilizante biológico "Yer Malhami" de nova composição é desenvolvido com base em microrganismos do solo capazes de fixar o azoto dos resíduos de produção. A cultura de bactérias fixadoras de azoto do solo é selecionada, certificada e fornecida pelo Instituto de Microbiologia da Academia de Ciências da República do Uzbequistão.

O biofertilizante "Yer Malhami" é produzido na forma líquida, seca e turfosa. As caraterísticas das várias formas de biofertilizante são apresentadas no quadro 1.2.1.

Quadro 1.2.1

Caraterísticas e normas do biofertilizante "Yer Malhami"

Name by indicators	Release form		
	Liquid	Dry	peat
1	2	3	4
Appearance and color	Viscous liquid (gel) from cream to dark brown color	Homogeneous powder from cream to brown color	A loose or semi-loose mass from brown to black in color
Mass fraction of moisture, %	97.0±1.0	4.0±1.0	50.0±5.0
Mass fraction of residue after sifting on a sieve with mesh	—	5.0	—

NO56, % no more than			
Number of viable Azotobacter cells, billion/g, not less than	1.0	1.0	0.5
By the end of the guaranteed shelf life, billion/year, not less than	0.5	0.5	0.2
Number of cells of foreign microorganisms, billion/g, no more than	0.05	0.05	0,1
By the end of the guaranteed shelf life, billion/year, no more than	0.05	0.05	0.2

No final do prazo de validade garantido da turfa azotovit, é permitida uma diminuição da fração mássica de humidade para 35%. A presença de bolor não é permitida na turfa e na forma líquida (gel) da preparação. O prazo de validade é de 3 anos.

O adubo biológico "Yer Malhami" é embalado em 50, 100, 200, 3400, 1000 g, a turfa em 200, 400, 800, 1000 g e o líquido em 5 dm^3 , 10 dm^3 e embalagem de acordo com a OST 64-068/89. Marcação de acordo com a OST 64-068-89 com a aplicação de sinais de manuseamento "Medo de humidade", "Medo de aquecimento"

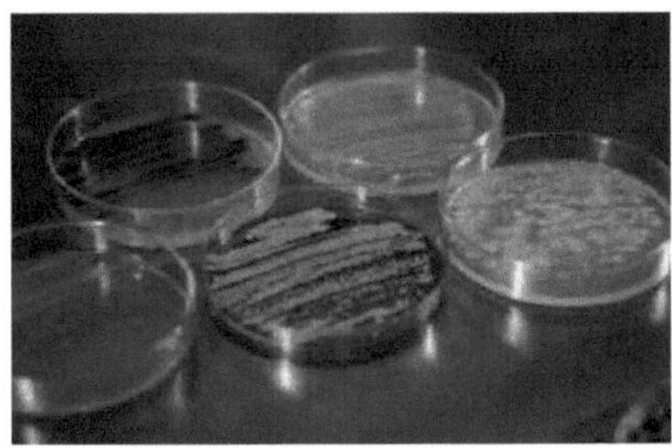

O biofertilizante destina-se ao tratamento antes da sementeira de plântulas de legumes, culturas industriais, batatas, raízes de plântulas jovens de árvores de fruto, culturas florestais, a fim de acelerar o crescimento, aumentar o rendimento e melhorar a sua qualidade, suprimir a microflora fitopatogénica.

A utilização de "Yer Malhami" na produção agrícola e no período dos anos estudados deu um aumento de rendimento: no algodão de 6-8 c/ha na região de Tashkent na empresa Kim Pen Hva e na região de Samarkand na quinta colectiva Gulistan. No que respeita às batatas, o aumento de rendimento na empresa Kim Pen Hva foi de 60-80 c/ha, e na região de Andijan - 100 c/ha. Na região de Tashkent, na exploração colectiva de Zangiota, o cultivo com a utilização de "Yer Malhami" deu um aumento de rendimento de até 160 c/ha, e o repolho de até 100 c/ha.

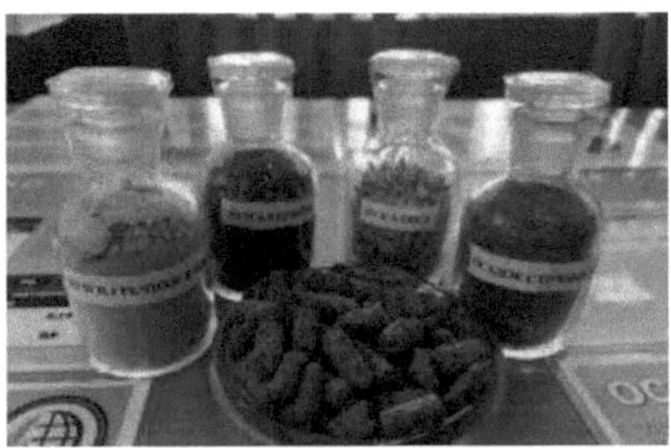

Assim, com base no que precede, pode concluir-se que o novo tipo de fertilizante biológico "Yer Malhami" é uma preparação altamente eficaz. Mas não há informações na literatura sobre sua toxicidade e perigo. O grau de poluição de objectos ambientais e industriais quando se utiliza "Yer Malhami"

na agricultura não foi estudado, não há caraterísticas das condições de trabalho durante a sua produção e utilização, não há método para determinar a preparação no ar da área de trabalho, ar atmosférico, solo, material vegetal, não há regulamentos e normas para a sua utilização.

CAPÍTULO 2. ÂMBITO E MÉTODOS DE INVESTIGAÇÃO

1.1. Métodos higiénicos de investigação de objectos do meio ambiente e do meio industrial

O objeto da nossa investigação foi um novo fertilizante biológico "Yer Malhami". Foram efectuados estudos higiénicos das condições de trabalho dos trabalhadores numa fábrica-piloto no Instituto de Microbiologia da Academia de Ciências da República do Uzbequistão. O trabalho de avaliação higiénica das condições de trabalho dos trabalhadores que utilizam "Yer Malhami" foi realizado durante 2 anos na região de Tashkent (Kim Pen Hva Corporation) e na região de Andijan. Os estudos foram efectuados nas estações quentes e frias do ano. A amostragem do ar foi realizada nos locais de trabalho em todas as fases do processo tecnológico, em conformidade com o GOST "Ar da zona de trabalho" e de acordo com as recomendações metodológicas "Controlo do teor de substâncias nocivas no ar da zona de trabalho" (52, 73, 104, 127).

Para resolver os problemas de higiene relacionados com a produção e utilização de "Yer Malhami", estudámos:

- o grau de contaminação do ar na zona de trabalho com a preparação durante a produção e durante a sua utilização: foram recolhidas amostras nos principais locais de trabalho, na zona de respiração dos operadores, dos assistentes de laboratório, durante a embalagem, durante a abertura dos recipientes e durante a preparação das soluções de trabalho;

- o grau de contaminação do vestuário especial, das partes expostas do corpo dos trabalhadores envolvidos na produção e utilização de fertilizantes, através da recolha de esfregaços (do rosto, das palmas das mãos) e do vestuário especial (peito e costas);

- para avaliar o grau de contaminação com biofertilizante em função do tempo decorrido desde a sua utilização: foram recolhidas dinamicamente amostras de ar, água, solo e folhas de plantas;

- Foram estudados os factores meteorológicos: velocidade do ar com um anemómetro de palhetas, humidade relativa do ar com um psicrómetro Assmann, pressão barométrica com um barómetro e temperatura do ar com um termómetro; a influência de "Yer Malhami" nas propriedades organolépticas da água (odor, sabor, cor, transparência, formação de espuma), o regime sanitário das massas de água (consumo bioquímico de oxigénio, azoto amoniacal, nitratos, nitritos);

- foi estudada a estabilidade do "Yer Malhami" em água.

As amostras foram recolhidas de acordo com o método geralmente aceite. Foi recolhido e analisado um total de 690 amostras (quadro 1).

Tabela 1.

Número de análises efectuadas durante os estudos de higiene

No.	Objects	Number of samples	Number of analyses
1	Working area air during the production of "Yer Malhami"	50	50
1.2	Washings from work clothes	35	35
1.3	Swabs from exposed body parts	35	35
2	Air in the working area when using "Yer Malhami"	50	50
2.1	Washings from work clothes	25	25
2.2	Swabs from exposed body parts	25	25
3	Atmospheric air	150	150
4	Water	40	40
5	Soil	50	50
6	Leaves	40	40
7	Root	40	40
8	Grass	20	20
9	Method factors:		
9.1	Air temperature		60
9.2	Air speed		60
9.3	Relative humidity		60
9.4	Barometric pressure		60
Total:		560	800

2.2 Métodos de investigação microbiológica

Para determinar "Yer Malhami" em objectos industriais e ambientais, nós, juntamente com o microbiologista, Doutor em Ciências Biológicas, Professor Davronov K.D., desenvolvemos:

1. Diretrizes para a determinação do produto biológico fitofarmacêutico "Yer Malhami" no ar atmosférico e no ar da zona de trabalho.
2. Diretrizes para a determinação do produto fitofarmacêutico biológico "Yer Malhami" em massas de água.
3. Diretrizes para a determinação do produto biológico fitofarmacêutico "Yer Malhami" no solo e nos produtos alimentares.

O princípio do método baseia-se no crescimento de colónias de azotobacter num meio de ágar sem azoto. As colónias crescidas são contadas visualmente após 3-4 dias. As azotobactérias são grandes, redondas, convexas, brilhantes, mucosas, opacas, não pigmentadas, com bordos lisos. A determinação do número de células de microrganismos estranhos baseia-se na obtenção de uma série de diluições sucessivas de dez vezes da preparação, no crescimento de bactérias em determinadas condições e na comparação do número de colónias crescidas com o número de colónias de azotobactérias.

2.3 Métodos de estudo da influência do "Yer Malhami" nas propriedades organolépticas da água, no regime sanitário das massas de água e na estabilidade da preparação

Sabe-se que muitas preparações biológicas têm um efeito adverso nas propriedades organolépticas da água (cheiro, sabor, cor, transparência, formação de espuma). Além disso, quando entram nas massas de água, violam o seu regime sanitário.

Os princípios metodológicos da regulação higiénica das substâncias nas massas de água estão claramente formulados nos trabalhos de S.N. Cherkinsky e G.I. Krasovsky (72, 111, 115).

A justificação da MAC nas massas de água foi efectuada em três fases principais.

As propriedades organolépticas da água na presença de "Yer Malhami" foram estudadas quanto ao seu efeito no cheiro e sabor a uma temperatura de 200 C e 60 0 C, transparência, cor e formação de espuma.

Utilizando o método do cilindro de G. Shtunel, modernizado por V.T. Monzva, foram determinadas as concentrações limite da influência de "Yer Malhami" na formação de espuma.

A coloração da água contendo diferentes concentrações da preparação foi efectuada em cilindros numa coluna de líquido de 20 cm e 10 cm, de acordo com os requisitos.

Foi determinado o grau de possível influência prejudicial da preparação nos processos de auto-purificação natural das massas de água da poluição orgânica. A determinação do oxigénio dissolvido foi realizada pelo método de Winkler, baseado no facto de o hidróxido de manganês divalente absorver o oxigénio livre, formando dióxido de manganês.

A influência do "Yer Malhami" na segunda fase de mineralização das substâncias orgânicas - processos de nitrificação - foi tida em conta pela dinâmica do azoto amoniacal, nitrito e nitrato, cuja determinação foi realizada pelo método fotocolorimétrico (66). A determinação do número total de bactérias foi efectuada de acordo com GOST. A reação antibacteriana da água (pH) foi determinada num medidor de pH da marca pH-121 (103). O estudo do efeito da preparação sobre a comunidade microbiana foi efectuado pelo método de Mohr (103).

2.4. Métodos estatísticos

Os resultados dos estudos foram processados utilizando o método geralmente aceite de estatística de variação com uma avaliação da fiabilidade das diferenças em amostras empíricas utilizando o critério de Student. As diferenças foram consideradas fiáveis com $P < 0{,}05$,

Os dados para a determinação dos parâmetros de toxicometria aguda foram tratados segundo o método de B.V. Prozorovsky (123) e Deichman e Leblanc.

Os resultados dos estudos higiénicos e bioquímicos foram tratados estatisticamente segundo o método de R.P. Biryukova (25). O processamento estatístico dos efeitos remotos da influência de "Yer Malhami" nos animais foi efectuado utilizando o critério de Fisher.

O tratamento dos dados foi efectuado no microprocessador Elektronika-MK-46.

CAPÍTULO 3. HIGIENE DA PRODUÇÃO E APLICAÇÃO DO "YER MALHAMI" NA AGRICULTURA

Para fundamentar cientificamente as normas de higiene, os regulamentos, o desenvolvimento de medidas preventivas, é necessária investigação sobre a avaliação da higiene, "Yer Malhami".

Para o efeito, foram realizados estudos higiénicos numa fábrica-piloto para a produção do biofertilizante "Yer Malhami" no Instituto de Microbiologia da Academia das Ciências da República do Usbequistão e durante a utilização orientada da preparação nos campos de algodão, couve, batata e tomate na região de Tashkent (quinta colectiva Gulistan, Kim Pen Khva) e na região de Andijan.

3.1. Processo tecnológico de obtenção de "Yer Malhami"

A tecnologia de produção de "Yer Malhami" baseia-se no cultivo de microrganismos do solo capazes de toxicidade e produção de azoto. Foram utilizados como resíduos a polpa de algodão, o estrume de galinha e os resíduos da indústria de conservas. O processo de produção consiste nas principais fases auxiliares. O esquema tecnológico é apresentado na Fig. 3.II. O principal processo tecnológico de obtenção de "Yer Malhami" consiste nas seguintes operações.

1. Preparação do material de sementeira.
2. Cultura em crescimento num fermentador.
3. Concentração de biomassa (separação)
4. Vácuo, evaporação e secagem do centrado.
5. Normalização, acondicionamento, embalagem e rotulagem do medicamento.

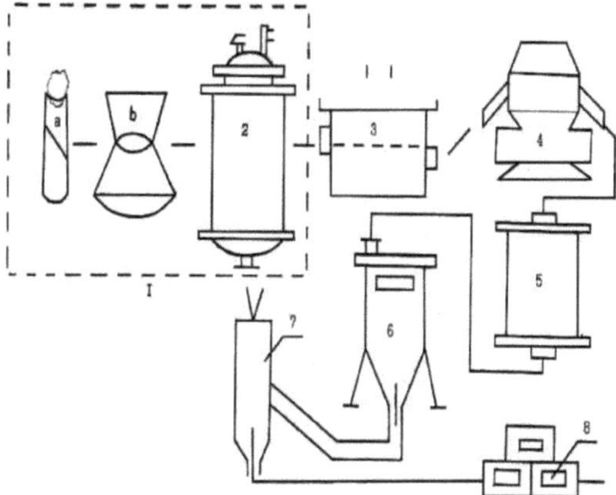

Figura - 3.II Esquema tecnológico da produção de "Yer Malhami".

A preparação do material de sementes inclui:

- preparação da cultura-mãe
- preparação do material de sementeira.

Um meio nutritivo de ágar sem azoto é utilizado como meio nutritivo para o cultivo de azotobacter. O período de cultivo é de 3-4 dias. O prazo de validade do material de sementeira não é superior a 3 dias a uma temperatura de 4-6 ° C. A cultura cultivada em frascos é vertida para um frasco de sementes (aparelho Bobrov) e utilizada para sementeira num fermentador. O cultivo de uma cultura em fermentadores consiste nas seguintes operações.

- preparação do fermentador para a sementeira
- preparação e esterilização do meio nutritivo
- semear o fermentador.

Em seguida, a biomassa é concentrada, o que é feito por flotação e posterior separação. Nesta fase, os resíduos são adicionados à biomassa nas seguintes quantidades:

- bagaço de uva ou de tomate - I%
- polpa de algodão - 0,5
- estrume de galinha - 0,5

O fugado da biomassa cultivada é recolhido num coletor e enviado para embalagem. A preparação líquida é embalada em contentores rígidos de polímero de 5 dm3, 50 dm3 de acordo com GOST.

A fim de preparar uma forma seca da preparação, a biomassa é sujeita a evaporação sob vácuo e secagem em serra, embalada em recipientes de 50, 100, 300, 400 e 1000 g com a aplicação de sinais de manuseamento "Medo de humidade", "Medo de aquecimento".

A preparação seca é armazenada a uma temperatura não superior a 20° C e não inferior a 20° C negativos, a preparação líquida é armazenada a uma temperatura não superior a 15° C e não inferior a 15° C negativos. O prazo de validade é de 3 anos.

Os indicadores de qualidade do biofertilizante devem cumprir os requisitos e as normas das especificações técnicas para a produção do novo fertilizante biológico "Yer Malhami".

3.2. Condições sanitárias e de higiene da oficina de produção piloto "Yer Malhami""

A oficina para o desenvolvimento experimental do novo fertilizante biológico "Yer Malhami" está localizada na base do Instituto de Microbiologia da Academia de Ciências da República do Uzbequistão no segundo andar de um edifício de tijolos de 4 andares e ocupa 4 salas com uma área total de cerca de 100 m2. O armazém está localizado na cave do mesmo edifício, a oficina está equipada com um sistema de ventilação correspondente ao processo tecnológico - sistemas gerais de abastecimento de ar e de ventilação e aspiração do equipamento. O aquecimento das instalações de produção é central. Durante o dia, a iluminação da oficina é efectuada através das aberturas das janelas laterais do lado direito da oficina. No escuro, é utilizado um sistema de iluminação artificial geral nas instalações de produção e no armazém, feito por lâmpadas do tipo CXM com lâmpadas de várias potências. Todas as lâmpadas estão equipadas com acessórios de proteção. A altura média dos candeeiros acima da superfície de trabalho é de 2,4 m. As instalações sanitárias e de serviço estão localizadas no interior do edifício e dispõem de um sistema de esgotos que está ligado ao coletor municipal.

3.3. Caraterísticas higiénicas do ambiente de produção de factores

No processo de produção-piloto e biofertilizante "Yer Malhami" estão empregados: 2 engenheiros-microbiólogos, 1 engenheiro químico, 4 operadores, 1 operador de separação, 1 operador da unidade de evaporação a vácuo e secador, 2 trabalhadores para as instalações de embalagem e armazenamento. O trabalho na oficina é efectuado no 1º turno com um dia de trabalho de 8 horas. Como indicado acima, a tecnologia de obtenção de biofertilizantes baseia-se na atividade vital das azotobactérias. Este processo não é hermético e é acompanhado pela entrada de microrganismos viáveis na produção e no ambiente. As emissões entram no ar sob a forma de um aerossol na fase de gotículas ou de poeira, consoante a fase do processo tecnológico. Para as avaliar quantitativamente, estudámos o teor de substâncias nocivas nas poeiras do ar da zona de trabalho, medimos os parâmetros do microclima da oficina. O nível de iluminação e de ruído é medido nos locais de trabalho. Os estudos foram efectuados em períodos frios e quentes do ano.

Durante o processo de execução das operações da tecnologia de produção "Yer Malhami", os trabalhadores foram expostos a uma série de factores desfavoráveis.

Os engenheiros de microbiologia preparam o material de semente e efectuam a viralização da cultura de azotobacter em tubos de ensaio, frascos e garrafas. As culturas são então semeadas num fermentador.

Os operadores de separação e os operadores concentram a massa biológica. O operador monitoriza o estado do equipamento de processo, efectua pequenas reparações no equipamento e está na área de separação até 80% do tempo de trabalho. O operador de separação controla o tempo e o modo de separação, faz a manutenção do separador e lava o aparelho uma vez por turno. O operador da unidade de evaporação a vácuo e do secador seca o centrado, onde este é exposto à biopreparação e a temperaturas elevadas até 340 C durante a estação quente.

As condições de trabalho mais nocivas para os trabalhadores foram registadas nas seguintes fases do processo tecnológico: durante a secagem, o acondicionamento e a embalagem, onde a concentração do medicamento atingiu 11,7±0,68 mg/m3.

O nível de poluição do ar na área de trabalho pelo biofertilizante "Yer Malhami" durante a sua produção é apresentado no Quadro 3.3.1.

Quadro 3.3.1.

O grau de poluição atmosférica na zona de trabalho de "Yer Malhami" durante a sua produção

No.	Sampling location	Number of samples	Concentration in mg/m3 Min. Max. Msr±m			The rate of excess of the maximum permissible concentration
1	Fermenter area	15	7.8	11.4	9.1±0.52	9.1
2	Separation area	10	8.4	10.2	9.6±0.26	9.6
3	Drying section	10	7.2	9.4	8.6±0.31	8.6
4	Finished product packaging section	15	9.9	14.6	14.7±0.68	14.7

O quadro mostra claramente que o nível mais elevado de contaminação ocorre na área de embalagem do produto acabado - 4,7±0,68 mg/m3, depois na área perto do fermentador 9, I±0,52 mg/m3 e na área de separação - 0,6±0,26 mg/m3. No local de trabalho do operador da unidade de evaporação a vácuo e do secador, o grau de contaminação com "Yer Malhami" atingiu 0,6±0,3 I mg/m3. Para além do estudo do grau de contaminação com biofertilizante na oficina, foram estudados os parâmetros microclimáticos em todos os locais de trabalho do processo tecnológico (Figuras 1.2.3.)

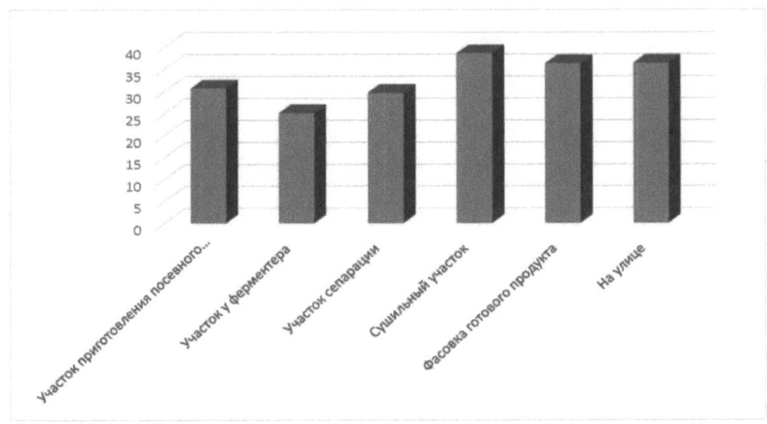

Figura 1. Parâmetros do microclima das instalações da oficina na unidade de produção piloto "Yer Malhami" na estação quente (temperatura do ar, 0C)

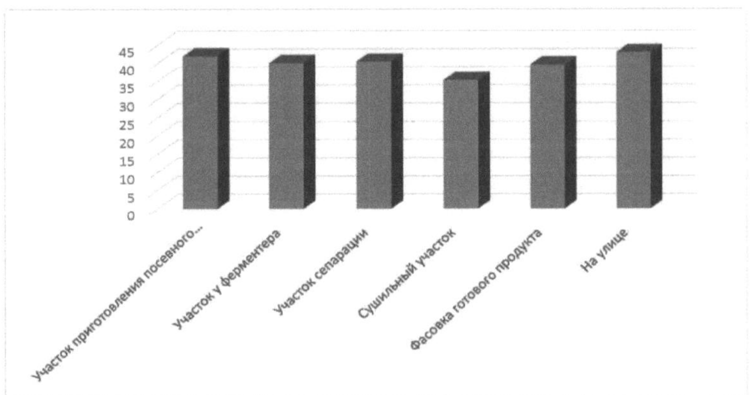

Figura 2. Parâmetros microclimáticos das instalações da oficina na unidade de produção piloto de Yer Malhami durante a estação quente (humidade relativa, %)

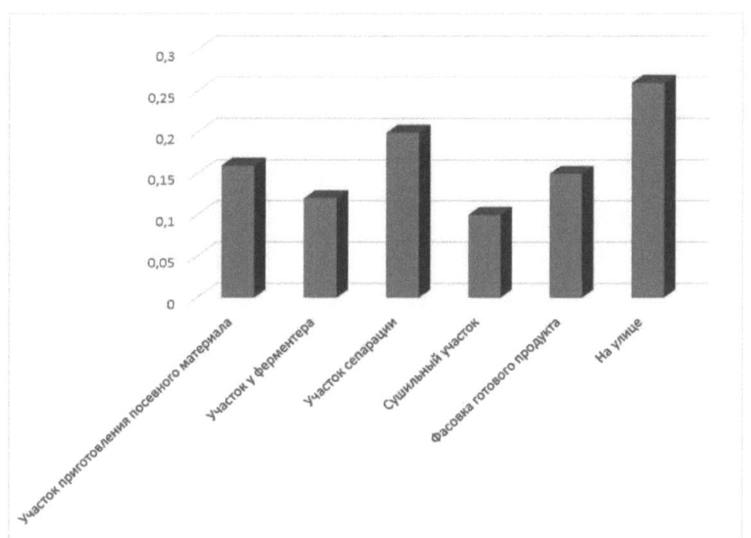

Figura 3. Parâmetros microclimáticos das instalações da oficina na unidade de produção piloto "Yer Malhami" na estação quente (mobilidade do ar, m/seg.)

As temperaturas do ar mais elevadas nos locais de trabalho foram registadas nas áreas de secagem e na área de embalagem do produto acabado. Em todas as outras áreas, as temperaturas estavam dentro dos valores permitidos. A humidade relativa e a mobilidade do ar cumpriram os requisitos GOST. Por conseguinte, é de notar que o microclima na oficina é afetado por fontes de emissão de calor.

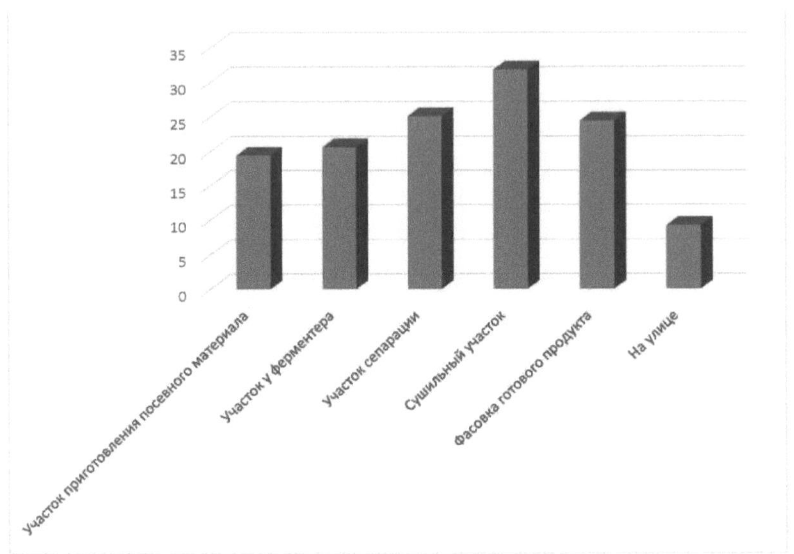

Figura 4. Parâmetros microclimáticos das instalações da oficina na unidade de produção piloto de Yer Malhami durante a estação fria (temperatura do ar 0C)

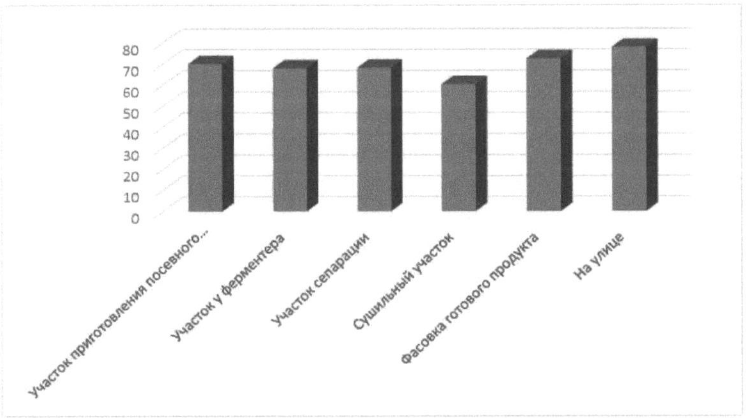

Figura 5. Parâmetros microclimáticos das instalações da oficina na unidade de produção piloto "Yer Malhami" durante a estação fria (Humidade relativa,%)

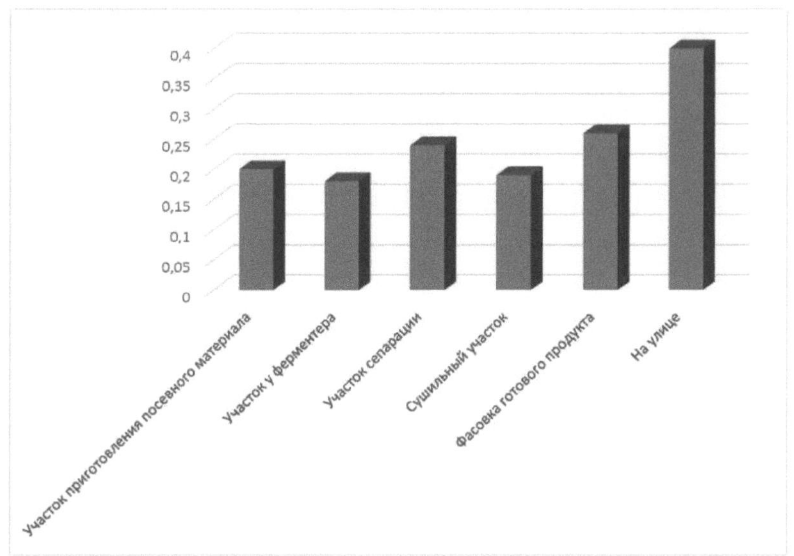

Figura 6. Parâmetros microclimáticos das instalações da oficina na unidade de produção piloto de Yer Malhami durante a estação fria (mobilidade do ar, m/seg.)

Quadro 3.3.2.

Parâmetros microclimáticos das instalações da oficina na unidade de produção piloto "Yer Malhami" durante a estação fria

No.	Measurement locations	Air temperature, 0C	Relative humidity, %	Air mobility, m/sec
1	Seed preparation area	19.4±0.43	70.1±0.21	0.2±0.028
2	Fermenter area	20.6±0.36	68.0±0.14	0.18±0.021
3	Separation area	25.1±0.24	68.3±0.21	0.24±0.017
4	Drying section	31.8±0.20	60.4±0.17	0.19±0.015
5	Packaging of finished product	24.4±0.18	72.5±0.17	0.26±0.017
6	On the street	9.2±0.13	78.0±0.18	0.4±0.020

O nível global de ruído na oficina é de 72 dBA e é causado por "diferentes" elementos do fermentador, do separador, das centrifugadoras e dos motores eléctricos.

Os resultados da medição da iluminação nos locais de trabalho sob iluminação artificial mostraram que os níveis variaram de 99,1 a 134 lux. No padrão de iluminação do trabalho visual de baixa precisão da sub-descarga b-v 101 lux. O coeficiente de iluminação natural situava-se entre 0,66 e 0,79%. O coeficiente de iluminação combinada foi de 0,65-0,71%. Os resultados das medições obtidas da iluminação da oficina estavam dentro dos valores normais exigidos pelo SNiP.

Quadro 3.3.3

Indicadores de iluminação dos locais de trabalho dos trabalhadores da unidade de produção "Yer Malhami"

No.	Place of measurements	Artificial lk		Natural KEO %		Combined KEO	
		Actual.	SNiP	Actual.	SNiP	Actual.	SNiP
1.	Seed preparation area	124±0.55	101	0.71±0.014	0.68	0.77±0.020	0.41
2.	Fermenter area	120±0.47	101	0.68±0.018	0.68	0.71±0.017	0.41
3.	Separation area	99.1s0.34	101	0.65±0.015	0.68	0.62±0.014	0.41
4.	Drying section	112.5±0.28	101	0.68±0.017	0.68	0.69±0.015	0.41
5.	Packaging of finished product	106.2±0.27	101	0.7±0.015	0.68	0.72±0.014	0.41

Os estudos cronométricos sobre a natureza das actividades das principais profissões principais da loja de produção "Yer Malhami" mostraram que o trabalho principal ocupa o peso específico máximo no tempo (75,7-87,1%), o que se deve às peculiaridades do processo tecnológico. As acções activas incluem a regulação manual do processo utilizando equipamento de fecho, carregamento de matérias-primas, amostragem, limpeza e lavagem de equipamento.

Uma caraterística dos trabalhadores dos aparelhos é a falta de ritmo, uma vez que no seu trabalho não existe uma sequência específica entre o trabalho ativo e o descanso.

Assim, a análise das actividades de trabalho dos operadores de equipamento da produção de Yer Malhami permitiu estabelecer a duração da sua permanência em zonas afectadas por factores desfavoráveis, o que corresponde a 90% do tempo de turno.

Os dados literários indicam que a taxa de incidência de incapacidade temporária e a sua distribuição por formas nosológicas reflectem alterações caraterísticas da saúde deste grupo de trabalhadores, provocadas pelo impacto de factores do ambiente de produção.

A análise da morbilidade dos trabalhadores em termos de tempo de serviço, idade e sexo, bem como por formas nosológicas, não permitiu obter dados representativos devido ao pequeno número de grupos comparativos. A análise dos dados dos exames médicos periódicos não revelou casos de doenças profissionais.

3.4. Avaliação higiénica das condições de aplicação de "Yer Malhami" na agricultura

O biofertilizante "Yer Malhami" é eficaz quando aplicado a culturas hortícolas, industriais e forrageiras. O preparado é utilizado para tratar sementes e plântulas de culturas hortícolas. Preparação da solução de trabalho: colocar a norma hectare da preparação (para sementes - 200 g, para plântulas e cobertura - 400 g) num recipiente limpo de esmalte ou polietileno, deitar um litro de água fria da torneira, misturar bem e completar com água até 10 litros. Para tratar um hectare de sementes de algodão, milho, arroz, ervilhas, cenouras, rabanetes e beterrabas, utilizar 0,5 kg da preparação preparada como indicado acima. As sementes são tratadas no dia da sementeira, secas à sombra e semeadas. O tratamento das sementes pode ser efectuado manualmente ou em máquinas de tratamento de sementes.

Para tratar as plântulas (30-40 mil plantas), utilizar 0,4 kg da preparação, utilizando um dos seguintes métodos:

a) as plântulas de couve, tomate e pepino são tratadas em estufas 1-2 dias antes da plantação. Neste caso, 1 litro da solução de trabalho preparada é diluído em 2-3 doses com água fria até um volume suficiente para regar abundantemente as plântulas; a rega é efectuada estritamente sob a raiz, uma vez que a preparação é eficaz quando aplicada ao solo, e não às folhas das plantas;

b) a preparação é aplicada uma vez com a plantação de plântulas no solo; neste caso, é utilizada uma máquina de plantação do tipo KN-6-A, para a qual se adicionam 10 l da solução de trabalho preparada à taxa de 400 g/ha ao tanque de irrigação da máquina por 1 cm3 de água. Esta quantidade de líquido é suficiente para regar 1 ha de plantação.

Para tratar um hectare de tubérculos de batata (3 toneladas de material de plantação), utilizam-se 400 g da preparação. Dilui-se 10 l da solução de trabalho em 20 l de água fria e pulveriza-se uniformemente sobre os tubérculos, espalhando-os numa camada fina.

Para alimentar as plantas, preparar uma solução da preparação: diluir a taxa por hectare (0,4 kg) com água até 10 l, adicionar a solução de trabalho resultante ao tanque de rega, adicionar água fria até 1 m3, esta quantidade de líquido é suficiente para regar 1 hectare de plantação. A solução resultante é utilizada para alimentar os arbustos de bagas, as árvores de fruto e os arbustos. Regar as plantas de modo a que a quantidade máxima da preparação (líquido) penetre no solo. A preparação da solução de trabalho, o tratamento das sementes e as mudas devem ser efectuados num local à sombra, evitando a luz solar direta.

Realizámos estudos higiénicos numa exploração com 2 anos de idade na região de Tashkent (exploração colectiva Gulistan, Kim Pen Khva, Zangiota) e na região de Andijan.

Estabelecemos que, ao preparar soluções de trabalho de "Yer Malhami", ao tratar sementes, plântulas e rega, a preparação pode entrar no ar da área de trabalho e no ar atmosférico, e pode contaminar áreas expostas do corpo (pele das mãos, rosto, garganta, pernas) dos trabalhadores, o seu vestuário especial (tabelas 3.4.1, 3.4.2).

Os dados constantes dos quadros mostram claramente o grau e os níveis de contaminação com a preparação. As concentrações mais elevadas da preparação foram encontradas na zona de respiração dos trabalhadores durante a preparação das soluções de trabalho. Durante o tratamento de sementes e plântulas, o nível de contaminação no ar da zona de trabalho foi de 2,1±0,14 mg/m3 e 1,8±0,15 mg/m3, respetivamente. Na zona de respiração dos trabalhadores durante a rega, a concentração de "Yer Malhami" foi de 1,5±0,13 mg/m3.

O grau de contaminação das mãos e do rosto dos trabalhadores envolvidos na preparação das soluções de trabalho foi significativo: 31,4+0,21 e 10,1+0,25 mg por 100 cm2 de superfície. O vestuário especial dos trabalhadores estava contaminado a 13,4±0,21 mg. A droga foi encontrada na faringe e na nasofaringe dos trabalhadores numa quantidade de 0,35+0,018 mg e na mucosa oral 0,21+0,016 mg.

Quadro 3.4.1.

O conteúdo de "Yer Malhami" no ar quando é utilizado

Place of selection	Concentration in mg/m3		
	1 day	Day 2	Day 3
Breathing zone of workers during preparation of working solutions	6.2±0.21	-	-
Breathing zone of workers during seed processing	2.1±0.14	-	-
Breathing zone of workers during seedling processing	1.8±0.15	-	-
Breathing zone of workers during irrigation	1.5±0.13	-	-
In the center of the field	2.4±0.15	1.1±0.05	0.1±0.014
From the edge of the field			
- 50 meters	0.19±0.018	0.08±0.010	0
- 100 meters	0.1±0.017	0.05±0.011	0
- 300 meters	0	0	0
- 500 meters	0	0	0

Foram observados níveis menos significativos de contaminação entre os regadores, os entomologistas e os agrónomos. O vestuário especial deste último foi contaminado com até 2,1-2,9 mg, as mãos com até 0,96-1,4 mg, a faringe e a nasofaringe com 0,070,09 mg (quadro 3.4.2).

Assim, a análise dos dados obtidos permite-nos concluir que o "Yer Malhami" durante a sua utilização polui tanto o ar da zona de trabalho como o ar atmosférico.

A ordem com a avaliação higiénica das condições de trabalho quando se utiliza "Yer Malhami" estudámos o ambiente. Os resultados são apresentados no quadro 3.4.3.

No solo do campo tratado, "Yer Malhami" foi encontrado na tekhnia durante 10 dias e o seu conteúdo foi de 10,7 a 0,3 mg / kg, e no solo na borda do campo de 0,9 a 0,11 mg / kg e a preparação foi preservada na tekhnia durante 5 dias. Na água da vala de irrigação no dia da aplicação da preparação, foram encontrados até 4,2 mg / l, no 3º dia "Yer Malhami" foi determinado em quantidades insignificantes - 0,1 mg / l. Nas folhas e fibras de algodão, a preparação também é encontrada por 3 dias a um nível de 1,7-0,4 mg / kg e 0,3-0,07 mg / kg, respetivamente. O "Yer Malhami" não foi encontrado nas sementes de algodão. Na couve, a droga foi detectada durante 5 dias em quantidades de 1,5-0,03 mg/kg, nas batatas - durante 8 dias de 2,9 a 0,11 mg/kg, e nos tomates "Yer Malhami" foi detectada durante três dias de 0,6 a 0,1 mg/kg.

Com base no que precede, pode concluir-se que a utilização de "Yer Malhami" na agricultura conduz a uma poluição relativamente insignificante e a curto prazo dos objectos ambientais.

Os produtos vegetais são contaminados com a preparação após a rega durante 3 a 8 dias, dependendo do tipo de cultura a ser tratada. O nível de contaminação mais significativo registou-se nas batatas, até 2,9 mg/kg durante 8 dias.

Quadro 3.4.2.

Teor de "Yer Malhami" em esfregaços de trabalhadores com a droga

Composition of surveyed by profession	Quantity samples	The amount of "Yer Malhami" in washes (M±m) per 100 cm2 of surface				
		Face	Hands	Pharynx and nasopharynx	Oral mucosa	Special clothing
Workers	16	10.1±0.25	31.4±0.21	0.35±0.018	0.21±0.018	23.4±0.21
Waterers	15	1.4±0.14	2.1±0.15	0.09±0.013	0	2.9±0.11
Entomologists and agronomists	17	0.96±0.043	1.2±0.15	0.07±0.013	0	2.1±0.17

Quadro 3.4.3.

Conteúdo de "Yer Malhami" em objectos ambientais quando utilizado na agricultura

Samples	Days of the study (days)								
	On the day of use	2	3	4	5	6	8	10	15
1	2	3	4	5	6	7	8	9	10
Soil of the treated field, mg/kg	10.7±0.31	9.3±0.26	8±0.2	6.3±0.23	5.1±0.14	4±0.15	1.6±0.14	0.3±0.05	0
Soil at the edge of the field, mg/kg	0.9±0.086	0.81±0.084	0.55±0.066	0.3±0.057	0.11±0.021	0	0	0	0
Rych water mg/l	4.2±0.15	0.6±0.14	0.1±0.026	0	0	0	0	0	0
Cotton leaves mg/kg	1.7±0.13	1.1±0.14	0.4±0.11	0	0	0	0	0	0
Cotton fiber mg/kg	0.3±0.024	0.12±0.017	0.07±0.018	0	0	0	0	0	0
Cotton seeds mg/kg	0	0	0	0	0	0	0	0	0
Cabbage	1.5±0.17	0.92±0.042	0.31±0.023	0.12±0.015	0.03±0.0072	0	0	0	0
Potato	2.9±0.18	2.5±0.14	1.9±0.13	1.68±0.065	1.07±0.065	0.61 ± 0.065	0.11± 0.017	0	0
Tomatoes	0.6±0.13	0.1±0.021	0.1±0.024	0	0	0	0	0	0

CAPÍTULO 4. ESTUDO DA INFLUÊNCIA DO "ER MALHAMI" NA QUALIDADE DA ÁGUA DAS MASSAS DE ÁGUA (PROPRIEDADES ORGANOLÉPTICAS, EXIGÊNCIA DE CLORO, REGIME SANITÁRIO, SULFURETO DE HIDROGÉNIO E COMUNIDADE MICROBIANA) ESTABILIDADE EM SOLUÇÕES AQUOSAS

4.1. A influência do "Yer Malhami" nas propriedades organolépticas da água

Uma fase importante da normalização higiénica é o estudo da influência dos compostos regulamentados na água sobre as propriedades organolépticas da água.

A presença de "Yer Malhami" confere à água um ligeiro odor aromático a sumo de maçã. As concentrações limiares da biopreparação por sensação de odor foram determinadas com diferentes concentrações iniciais em 2 séries de experiências a diferentes temperaturas - 20 e 60°C. Com base nos resultados das experiências, foram compiladas tabelas de resumo da distribuição dos indicadores de intensidade de odor (em pontos) em função da concentração da preparação na água. O limiar da sensação de odor do "Yer Malhami" a 20°C foi determinado como estando entre 1,5-50 g/l. O limite prático correspondente a uma intensidade de sensação odorífera de 2 pontos foi fixado em 6100 g/l. O limiar da sensação de odor de acordo com a maioria dos odorizantes corresponde a uma concentração de 12,5 g/l, o limite prático é de 50 g/l (Quadro 4.1.1).

Quando a temperatura aumentou para 60°C, o limiar de odor foi determinado ao nível de 0,097-3,125 g/l, o limite prático foi ao nível de 0,78-12,5 g/l. De acordo com os resultados das sensações da maioria dos odorantes, o limiar de odor e o limite prático correspondem a concentrações de 1,56 e 6,25 g/l.

Tendo em conta as flutuações nos valores dos limiares devido à sensibilidade individual dos odorantes, os resultados obtidos foram processados utilizando o método estatístico Student-Fisher, tendo em conta os valores anómalos.

Quadro 4.1.1.

Distribuição dos indicadores de intensidade de odor em função da concentração de "Yer Malhami" na água a uma temperatura de 20°C

Concentration, g/l	Logarithm concentration	Odor intensity in points						Average values	Alignments quantities
		0	1	2	3	4	5		
100	2			33	38	9		2.7	-
50	1,699		11	55	14			2.03	2.03
25	1,398	3	45	31	1			1.37	1.44
12.5	1,097	12	61	7				0.94	0.90
6.25	0.796	49	30	1				0.4	0.49
3,125	0.494	68	12					0.15	0.20
1,562	0.193	74	6					0.073	-

Foram obtidos os limites inferiores de confiança do valor médio aritmético da concentração limite para o odor. De acordo com os resultados do tratamento estatístico, o limiar de perceção do odor do "Yer Malhami" foi fixado em 16,1 g/l e o limite prático em 14,4 g/l (quadro 4.1.2). A uma temperatura de 60°C, o limiar de perceção do odor e o limite prático correspondem a concentrações de biofertilizante ao nível de 1,2 e 4,7 g/l, respetivamente. O erro experimental em todos os casos não foi superior a 6%, o que indica a fiabilidade dos resultados obtidos.

A verificação da exatidão e da correção dos estudos realizados, efectuada através do método gráfico de avaliação dos dados organolépticos, revelou uma dependência proporcional da intensidade do odor e dos logaritmos das concentrações de biofertilizante, estando os resultados em conformidade com a lei de Weber-Fechner. Os limites inferiores de confiança das concentrações limiares para o efeito na intensidade do odor, determinados pelo método gráfico, não diferem significativamente dos valores obtidos a partir das leituras da maioria dos odorizantes (Figura 4.1.1).

Quadro 4.1.2

Parâmetros estatísticos da influência do "Yer Malhami" nas propriedades organolépticas da água olfactiva a uma temperatura de 20°C e 60°C

Odor intensity in points	Temperature°C	Statistical parameters				
		M	±	±m	R	M-σm
1 point	20	16.1	2 .0	0.9	5.5	14.3
2 points	20	54.4	23.7	2.6	4.7	49.2
1 point	60	1,2	0.34	0.07	5.0	1.06
2 points	60	4.7	3.0	0.2	4.2	4.30

Uma vez que o método de estudo da influência das substâncias nocivas nas propriedades organolépticas da água provoca um certo grau de subjetividade na avaliação do odor, foi necessário realizar uma verificação adicional, a chamada "experiência fechada". A experiência foi efectuada a 60°C, na gama de concentrações limiares encontradas, com 7 concentrações da substância, com uma diferença de 2 vezes entre si. Cada amostra de teste, correspondente a uma das concentrações, foi agrupada com 4 amostras de controlo. Os odorizadores familiarizados com a natureza do odor "Yer Malhami" tiveram de indicar a amostra de ensaio. Os resultados obtidos foram processados utilizando o método dos mínimos quadrados para a análise probit.

A análise dos dados mostra que o limiar de perceção do odor da droga corresponde a uma concentração de 0,85±0,05 g/l. A comparação do efeito da droga na intensidade do odor de acordo com os dados de diferentes métodos de investigação revelou que as concentrações limiares correspondem ao mesmo nível e fiabilidade da investigação (Quadro 4.1.3).

Quadro 4.1.3.

A influência de "Yer Malhami" na intensidade do odor de acordo com os dados da maioria dos odorizadores (1), os resultados dos métodos gráficos (2) e estatísticos (3)

No.			Method of analysis of the obtained data		
	Odor intensity in points	Temperature 0 C	1	2	3
			Concentration of substance in g/l		
1	1 point	20	12.5	14.4	14.3
2	2 points	20	50.0	50.1	49.2
3	1 point	60	0.76	0.24	1.06
4	2 points	60	6.25	3.54	4.30

Um estudo sobre a influência do "Yer Malhami" na natureza do sabor mostrou que concentrações no nível limiar para o cheiro não afectam o sabor da água.

Os estudos de transparência da água na presença de "Yer Malhami" foram efectuados com concentrações de 0,19-3,0 g/l. A concentração limite foi de 0,39 g/l (quadro 4.1.4).

Estudos para determinar a cor de uma coluna de água de 10 e 20 cm de altura na presença de "Yer Malhami" revelaram concentrações limiares de 0,78 e 0,20 g/l, respetivamente (Quadro 4,1,5).

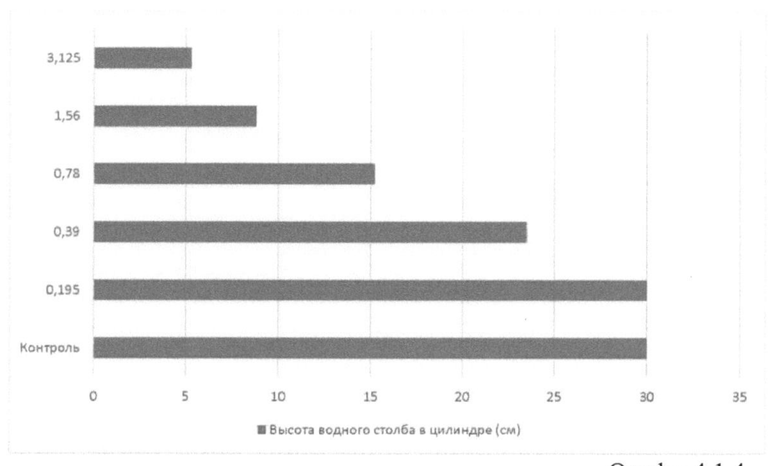

Quadro 4.1.4.

Figura 7. A influência de "Yer Malhami" na transparência da água.

Concentração de "Yer Malhami" g/

Quadro 4,1,5

A influência de "Yer Malhami" na cor da água

Concentration, g/l	Water column coloring			
	experience 1		experience 2	
	10 cm	20 cm	10 cm	20 cm
6.25	+	+	+	+
3,125	+	+	+	+
1.56	+	+	+	+
0.78	-	+	+	+
0.39	-	+	-	+
0.195	-	-	-	-
0.097	-	-	-	-

Foi estudado o efeito de "Yer Malhami" no teor de cloro na água. O cloro ativo é utilizado para desinfetar a água, que é gasto na oxidação de bactérias, substâncias orgânicas e minerais. Esta quantidade de cloro é designada por capacidade de absorção de cloro da água. Para obter um efeito bactericida suficiente e manter as qualidades de consumo da água, é necessário adicionar uma quantidade excessiva de cloro, mas o cloro residual não deve estar contido numa quantidade superior a 0,5 mg/l. A quantidade total de capacidade de absorção de cloro e de cloro residual constitui a necessidade de cloro da água.

Realizámos estudos sobre a necessidade de cloro com diferentes concentrações do preparado, para os quais as doses óptimas de cloro foram estabelecidas por cloração experimental. A dose mínima de cloro corresponde a uma concentração de 1,5 g/l da preparação (Quadro 4.1.6).

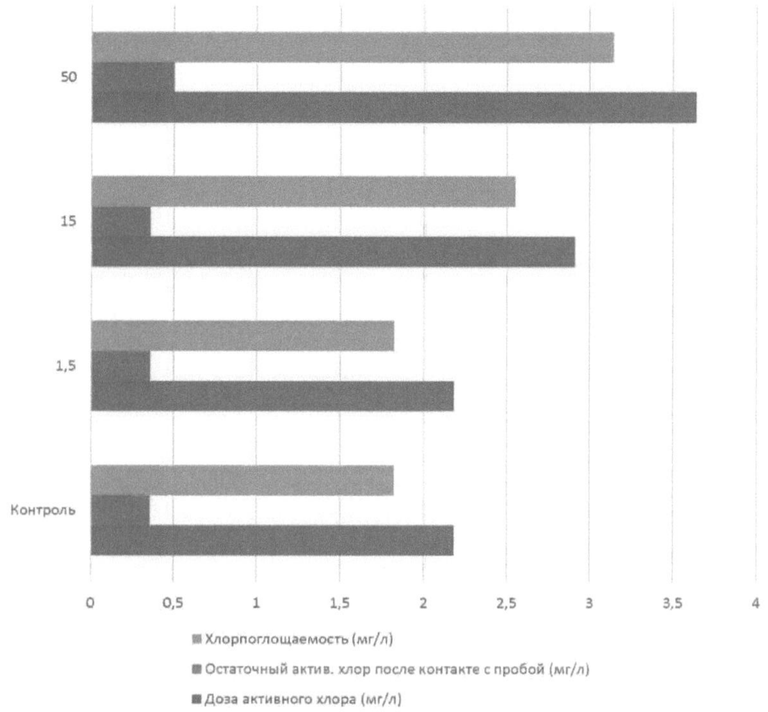

Figura 8. A influência de "Yer Malhami" no teor de cloro (de acordo com a necessidade de cloro) na água, concentração g/l.

Quadro 4.1.6

Concentrations (g/l)	Active chlorine dose (mg/l)	Residual active chlorine after contact with sample (mg/l)	Chlorine absorption (mg/l)
Control	2.18	0.36	1.82
1.5	2.18	0.36	1.82
15.0	2.91	0.36	2.55
50.0	3.64	0.5	3.14

Um aumento significativo da necessidade de cloro - 1,4 vezes em relação ao controlo - foi observado com um teor de 15 g/l da preparação na água, o que nos permitiu considerar esta dose como o limiar para este indicador de nocividade. A preparação não teve praticamente qualquer efeito sobre a formação de espuma (quadro 4.1.7)

Quadro 4.1.7

A influência do "Yer Malhami" na formação de espuma

Concentration Tration	20°		60°	
	Episode 1	Episode 2	Episode 1	Episode 2
Foam layer stability in sec.				
Control	60	60	55	58
15.0	65	60	58	65
1.5	58	55	55	56
0.15	61	60	54	57

Assim, a concentração limite para o efeito do "Yer Malhami" nas propriedades organolépticas da água deve ser considerada como sendo 0,2 g/l, o que corresponde à concentração limite para o efeito da preparação na cor.

4.2. A influência de "Yer Malhami" no regime sanitário geral das massas de água

De acordo com os requisitos higiénicos, a concentração admissível de compostos deve ser segura para a saúde humana, não alterar as propriedades organolépticas da água, não perturbar o processo natural de auto-purificação e não afetar as condições sanitárias das massas de água.

O estudo do efeito da preparação nos processos de auto-purificação dos contaminantes orgânicos foi efectuado durante a observação da dinâmica do consumo bioquímico de oxigénio (CBO), reflectindo a primeira fase do processo de mineralização da matéria orgânica, e durante a observação dos processos de nitrificação, caracterizando a segunda fase.

As experiências foram conduzidas utilizando a metodologia geralmente aceite, tendo em conta os resultados dos estudos do efeito da preparação nas propriedades organolépticas da água. Para realizar as experiências, as águas residuais domésticas e a preparação foram colocadas em água desclorada a 20°C nas concentrações de 15,0, 1,50 e 0,15 g/l. Os resultados (Tabela 4.2.1) indicam que a concentração de 15 g/l do preparado teve um efeito estimulante sobre a CBO. O efeito da preparação a uma concentração de 1,5 g/l revelou uma tendência para estimular a CBO, e a uma concentração de 0,15 /l a preparação não teve praticamente qualquer efeito no curso dos processos de CBO.

O acompanhamento da dinâmica dos processos de nitrificação mostrou que o efeito de 15 g/l do preparado foi acompanhado de uma diminuição do teor de azoto devido à sua fixação pelas azotobactérias. O efeito de uma concentração de 1,5 g/l foi acompanhado de uma tendência para a diminuição da concentração de azoto e o efeito de uma concentração de 0,15 g/l não afectou o teor de azoto (quadro 4.2.2).

Paralelamente, foram feitas observações da dinâmica do desenvolvimento e da morte da microflora saprófita e da concentração de iões de hidrogénio (pH) na água, não revelando alterações nestes indicadores na presença do biofertilizante (quadros 4.2.3, 4.2.4).

Assim, os estudos realizados revelaram uma estimulação dos processos de CBO, uma diminuição da concentração de azoto quando expostos à preparação a uma concentração de 15,0 g/l, pequenas alterações na CBO e na concentração de azoto quando expostos a uma concentração de 1,5 g/l e nenhuma alteração quando expostos a uma concentração de 0,15 g/l de "Yer Malhami", o que permitiu que a concentração de 1,5 g/l fosse considerada o limiar para o seu impacto no regime sanitário das massas de água.

Quadro 4.2.1

O impacto de "Yer Malhami" na dinâmica da CBO

Series No.	Concentration in g/l	Study timeframe													
		1 day		3 days		5 days		7 days		10th day		15th day		20 days	
		BPK	%	BPK	%	BPK	%	BPK	%	BPK	%	BPK	%	BPK	%
1-Series	Control	1.20	100	1.56	100	1.74	100	1.93	100	2.30	100	2.55	100	2.71	100
	15	1.31	109	1.80	115.4	2.08	119	2.26	117.5	2.78	120.9	3.16	124	3.45	127.3
	1.5	1.25	104	1.57	100.6	1.81	104	2.04	105.7	2.48	107.8	2.79	109.4	3.10	114.4
	0.15	1.14	95	1.56	100	1.73	99	1.87	96.9	2.25	97.9	2.49	97.7	2.61	96.3
Episode 2	Control	1.41	100	1.66	100	1.83	100	2.16	100	2.43	100	2.76	100	3.14	100
	15	1.53	108.5	1.86	112	2.15	117	2.56	118.6	2.91	119.7	3.35	121.4	3.92	124.8
	1.5	1.46	103.8	1.69	102	1.90	104	2.32	107	2.59	106.5	3.07	111	3.47	110.6
	0.15	1.40	99.5	1.72	103	1.79	97.9	2.08	96.4	2.44	100	2.79	101	3.13	99.7

Quadro 4.2.2

A influência de "Yer Malhami" nos processos de nitrofização.

Type of definition	Concentration in g/l	Research timeframe								
		That hour	1 day	3 days	5 days	Day 7	10th day	15th day	20 day	30 day
Nitrogen ammonia (mg/l)	Control	1.32	1.28	1.18	0.96	0.77	0.69	0.52	0.45	0.22
	15	1.34	1.19	0.95	0.72	0.61	0.54	0.38	0.38	0.18
	1.5	1.27	1.24	1.08	0.85	0.7	0.6	0.46	0.38	0.2
	0.15	1.27	1.26	1.23	0.93	0.76	0.69	0.5	0.47	0.22
Nitrite nitrogen (mg/l)	Control	0.49	0.5	0.58	0.75	0.8	0.73	0.64	0.55	0.5
	15	0.47	0.46	0.49	0.64	0.63	0.57	0.48	0.45	0.41
	1.5	0.48	0.49	0.59	0.68	0.7	0.66	0.55	0.48	0.46
	0.15	0.46	0.48	0.58	0.78	0.79	0.69	0.63	0.53	0.48
Nitrate nitrogen (mg/l)	Control	0.283	0.193	0.151	0.325	0.475	0.683	0.912	1,051	1,371
	15	0.293	0.261	0.251	0.272	0.389	0.539	0.688	0.753	1,125
	1.5	0.293	0.283	0.24	0.293	0.421	0.592	0.763	0.912	1,232
	0.15	0.283	0.304	0.261	0.315	0.475	0.667	0.901	1,029	1.36

Quadro 4.2.3

A influência de "Yer Malhami" na microflora saprófita (número total de microrganismos)

Concentr. g/l	Research duration (days)							
	That hour	1	3	5	7	10	15	20
Control	953	803	760	696	657	646	547	403
15	1022	1034	914	634	670	634	591	518
1.5	914	863	695	644	638	612	536	372
0.15	1017	844	785	701	647	621	555	411

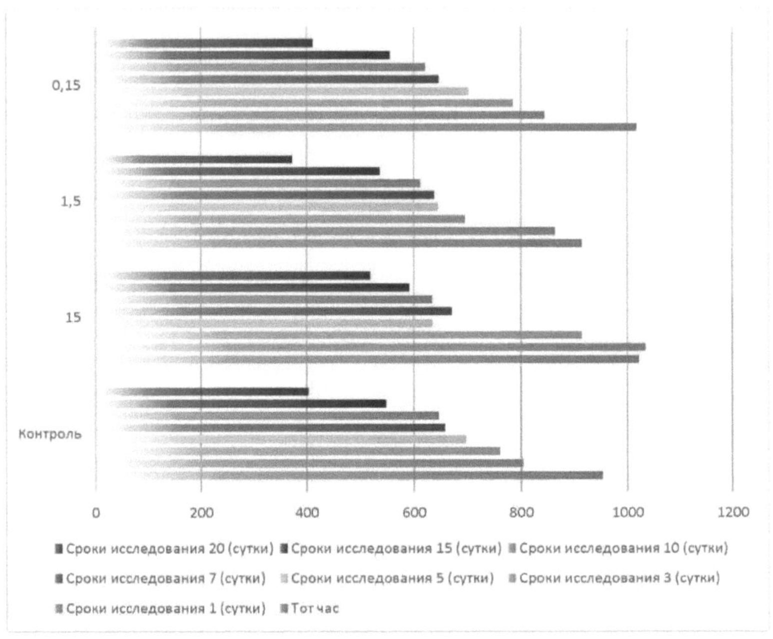

Figura 9. A influência de "Yer Malhami" na microflora saprófita (número total de microrganismos)

Quadro 4.2.4

A influência do "Yer Malhami" no pH da água

Concentr. g/l	Research duration (days)							
	That hour	1	3	5	7	10	15	20
Control	7.6	6.5	6.5	6.0	6.5	6.0	7.0	
15	7.0	6.5	6.2	6.0	5.8	6.0	6.0	
1.5	7.4	6.2	6.4	6.0	6.3	6.1	6.9	
0.15	7.2	6.8	6.6	6.3	6.4	6.2	6.5	

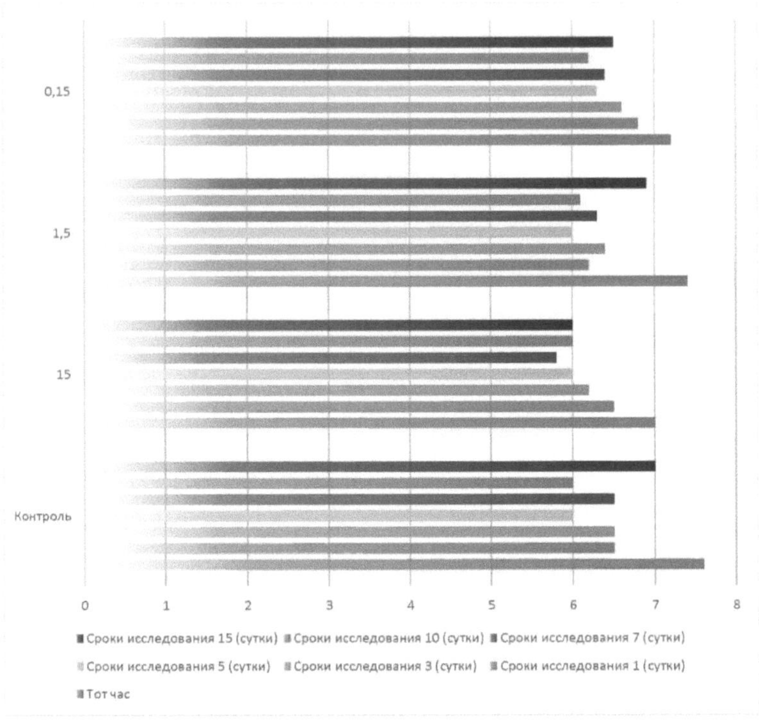

Figura 10. A influência de "Yer Malhami" no pH da água

A decomposição de substâncias proteicas no processo de mineralização é acompanhada pela formação de sulfureto de hidrogénio, que serviu de base para a realização de estudos que foram conduzidos com diferentes concentrações da preparação. A formação de sulfureto de hidrogénio na água foi observada apenas na presença de 50 g/l da preparação, o que nos permitiu considerar esta dose como o limiar para o efeito de "Yer Malhami" na formação de sulfureto de hidrogénio (Tabela 4.2.5).

Quadro 4.2.5

O impacto do "Yer Malhami" na educação do sulfureto de hidrogénio na água

Concentration of "Yer Malhami" g/l	Hydrogen sulfide concentration	
	mg/l	by smell
Control	-	-
1.5	-	-
15	-	-
50	0.53	+
100	1.96	+

Foi estudada a influência de "Yer Malhami" no regime microbiológico das massas de água. A presença de biopreparações nas massas de água manifesta-se de acordo com o princípio da mudança de biocenose, que, em alguns casos, leva a uma diminuição ou supressão dos processos de autopurificação de contaminantes orgânicos, ao desenvolvimento de microrganismos patogénicos e potencialmente patogénicos. A este respeito, foi necessário estudar a influência de "Yer Malhami" na comunidade microbiana da água.

Para o efeito, foram realizados testes com as seguintes concentrações da preparação: 1,5 x 108; 1,5 x 109; 1,5 x 1010 m.t./l. As águas residuais e os microrganismos de teste específicos foram adicionados a recipientes separados e água desclorada: E. coli, Streptococeus facalis, Salmonelle typhinrysi, Escherichia coli phage. Os mesmos microrganismos, mas sem a preparação, serviram de controlo. Os estudos estabeleceram que a preparação a uma concentração de 1,5 x 1010 m.t./l tinha um efeito estimulante sobre a atividade vital dos microrganismos de teste sanitário-indicativos: observou-se um aumento do número de salmonelas no 1° dia, e no 3°-5° dia, respetivamente, o número de E. coli e enterococos intestinais aumentou (Figuras 4.2.1, 4.2.2,

1.9.3; Tabela 4.2.6). Esta dinâmica manteve-se até ao fim da experiência. Uma concentração de 1,5 x 109 m.t./l provoca uma estimulação fiável da atividade vital de enterococos e salmonelas intestinais no 3º-5º dia, respetivamente, e de E. coli no 15º dia de exposição. Nos períodos de observação subsequentes, verificou-se uma restauração do número de microrganismos de teste testados para o nível de controlo.

A presença de 1,5 x 108 m.t./l de "Yer Malhami" na água não provocou alterações no número de microrganismos. Os estudos realizados permitiram-nos estabelecer uma concentração limite para o efeito de "Yer Malhami" na comunidade microbiana, correspondente a 1,5 x 109 m.t./l, uma concentração inativa da preparação, correspondente a 1,5 x 108 m.t./l.

Assim, a presença de "Yer Malhami" afecta o cheiro, a cor e a transparência da água. O indicador organolético limitante é a cor. A preparação afecta os processos de mineralização e a comunidade microbiana da água. O indicador sanitário geral limitante é o consumo bioquímico de oxigénio.

Uma avaliação exaustiva dos dados experimentais permitiu-nos considerar o indicador organolético - cor da água - como a caraterística limitante.

4.2. Estudo da estabilidade do "Yer Malhami" na água

O estudo da estabilidade das substâncias nocivas, indicando a capacidade de influenciar os processos de auto-purificação das massas de água a partir de compostos nocivos presentes nas águas residuais, é de importância considerável.

A estabilidade da biopreparação foi avaliada por nós através da deteção direta utilizando o método de indicação microbiológica desenvolvido por nós juntamente com Davranov K.D. e indiretamente pela dinâmica da sensação de odor pelos odorizadores. A determinação direta da concentração de "Yer Malhami" na água mostrou a sua presença durante 7 dias a uma concentração inicial de 15 x 109 m.t./l.

As observações da alteração da intensidade do odor de "Yer Malhami" foram realizadas durante 7 dias com concentrações correspondentes à intensidade da sensação olfactiva de 1 -4 pontos, por uma equipa de odorizadores experientes e mostraram que o odor com uma intensidade de 1 ponto, que corresponde a uma concentração de 15,0 g/l, desapareceu no 3º dia, o odor com uma intensidade de 2 pontos - no 5º dia, o que indica a instabilidade da preparação (Quadro 4.3.1).

Quadro 4.3.1.

Dinâmica do teor de "Yer Malhami" nas massas de água segundo o método microbiológico

Concentration. find. m.t./l	Concentration "Yer Malhami"					
	Observation periods (days)					
	1	2	3	5	7	10
15*109	14.91x109	11.04x107	6.98x103	3.24x102	740	-
50*109	48.91x109	35.86x107	16.45x103	5.62x102	1684	160
100*109	101.72x109	71.31x107	50x103	25.22x102	8220	2700

Os resultados dos estudos efectuados permitiram identificar a presença do medicamento na água durante 7 dias, o que nos permite classificá-lo como uma substância estável de acordo com a classificação existente de V. T. Mangaev (Anexo 13).

Quadro 4.2.6

A influência de "Yer Malhami" na comunidade microbiana da água

Test-Micro-organism	Concentration of the preparation m.t./l	Observation periods (days)					
		1	3	5	10	15	20
E. coli (number in 1 l)	Background	5*102					
	Control	9.3*103	11.5*103	12*103	12*103	10*103	8*103
	1.5*108	10.8*103	12*103	13.5*103	14.3*103	12*103	9.5*103
	1.5*109	9.5*103	10.8*103	12.8*103	15*103	14*103	10.5*103
	1.5*1010	11*103	13.8*103	17.8*103	19*103	15*103	11.3*103
	Background	3*102					
Intestinal enterococcus (number in 1 l)	Control	13.8*103	12.5*103	14*103	17*103	12*103	12*103
	1.5*108	10.8*103	12.5*103	15*103	17*103	10*103	8.5*103
	1.5*109	15.5*103	19.5*103	22*103	19.8*103	16*103	13*103
	1.5*1010	14*103	9*104	11.3*104	9.5*104	16.8*103	15.3*103
Salmonella (numbers in thousand mt/l)	Background	280					
	Control	900	525	325	90	32.5	9
	1.5*108	1100	525	300	92.5	37.5	10.5
	1.5*109	950	975	575	140	50	10
	1.5*1010	1750	1900	1000	425	275	150

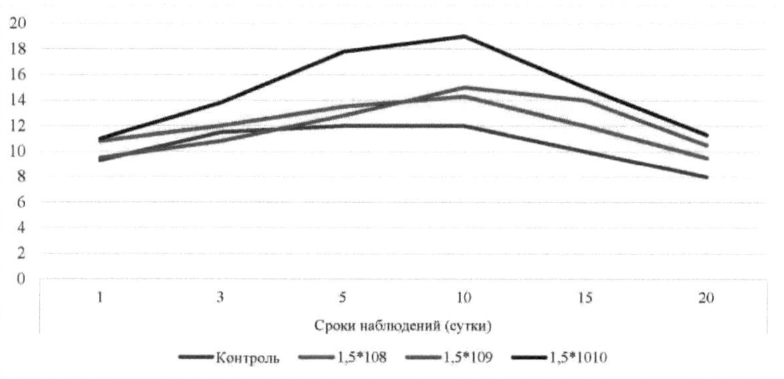

Figura 11. A influência de "Yer Malhami" na comunidade microbiana da água(E. coli (número em 1 l))

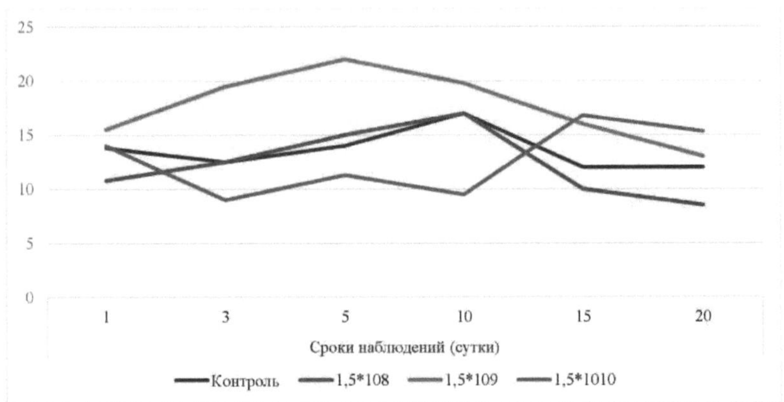

Figura 12. A influência de "Yer Malhami" na comunidade microbiana da água (Enterococcus intestinal (número em 1 l))

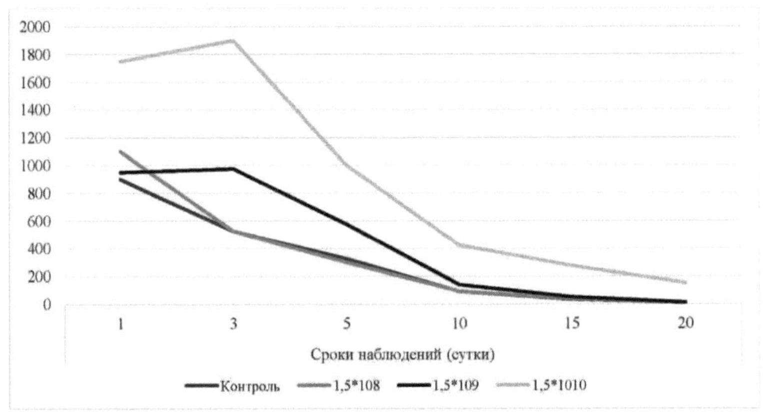

Figura 13. A influência de "Yer Malhami" na comunidade microbiana da água (Salmonella (número em milhares de mt/l))

CONCLUSÃO

A previsão das consequências da poluição ambiental por produtos de síntese microbiológica é um problema premente na sociedade moderna. Apesar dos avanços significativos na regulamentação higiénica dos factores ambientais químicos, estas questões relativas aos factores biológicos no contexto do desenvolvimento da indústria microbiológica na República do Uzbequistão permanecem frequentemente por resolver.

A chave para um elevado rendimento das culturas agrícolas é a utilização de fertilizantes e produtos fitofarmacêuticos eficazes. Por isso, o trabalho para encontrar tais preparações continua intensamente. Para implementação na prática agrícola, o Instituto de Microbiologia da Academia de Ciências da República do Uzbequistão propôs um novo tipo de fertilizante biológico "Yer Malhami". A preparação baseia-se em microorganismos do solo capazes de fixar o azoto. Testes agrícolas industriais de "Yer Malhami" em culturas hortícolas e industriais mostraram que o biofertilizante aumenta o rendimento em 10%, suprime os microrganismos fitopatogénicos e melhora a qualidade do produto.

Não existem estudos sobre a avaliação toxicológica e higiénica de "Yer Malhami", as normas e regulamentos para a utilização do medicamento em objectos ambientais não estão fundamentados, os possíveis efeitos específicos e remotos de "Yer Malhami" no corpo de animais e humanos não foram estudados. O acima exposto determinou a relevância da nossa investigação.

O objetivo desta investigação foi desenvolver normas de higiene e fundamentação científica de um sistema de medidas sanitárias para melhorar as condições de trabalho e proteger o ambiente durante a produção e utilização na agricultura do novo fertilizante biológico "Yer Malhami".

O foco dos estudos toxicológicos na avaliação de novos medicamentos e na sua subsequente regulamentação baseia-se em dados sobre o comportamento da substância no ambiente. Neste sentido, realizámos estudos higiénicos. A avaliação higiénica das condições de trabalho foi realizada numa fábrica piloto para a produção de biofertilizante "Yer Malhami" no Instituto de Microbiologia da Academia de Ciências da República do Uzbequistão. O grau de contaminação de objectos industriais e ambientais com "Yer Malhami" foi determinado pelos métodos desenvolvidos por nós juntamente com um microbiologista, Doutor em Ciências Biológicas, Professor Davronov K.D.

Uma análise higiénica do processo de produção de biofertilizante revelou uma série de deficiências, consistindo em hardware imperfeito, baixo nível de mecanização e automação em fases individuais da produção de "Yer Malhami". Como os nossos estudos mostraram, o lugar principal entre o complexo de processos de produção na obtenção da preparação é ocupado pela poluição do ar na área de trabalho de "Yer Malhami".

As condições de trabalho mais nocivas para os trabalhadores foram registadas nas seguintes fases do processo tecnológico: durante a secagem, a embalagem e o acondicionamento da preparação. A concentração da preparação atingiu 14,7±0,68 mg/m^3 , depois na secção de fermentação 9,7±0,52 mg/m3 e na secção de separação 0,6-0,26 mg/m3. No local de trabalho do operador, na unidade de evaporação a vácuo e no secador, o grau de contaminação com "Yer Malhami" foi de 4,6+0,31 mg/m3.

A medição dos parâmetros microclimáticos mostrou que a temperatura do ar em algumas áreas subiu para níveis que excedem os valores normalizados pelo GOST, o que se deve à libertação de calor excessivo pelo equipamento de processamento. A temperatura do ar mais elevada nos locais de trabalho foi registada na secção de secagem. O nível geral de ruído na oficina foi de 72 dB e deve-se aos elementos "rotativos" do fermentador, do separador, das centrifugadoras e dos motores eléctricos.

Assim, os principais factores desfavoráveis do ambiente de produção são a elevada poluição atmosférica na zona de trabalho com a preparação, cuja origem é: a insuficiente estanquicidade do equipamento, a presença de espaços abertos com biomassa da preparação.

No processo tecnológico de obtenção de "Yer Malhami" trabalham: um engenheiro microbiologista, um engenheiro químico, um operador, um operador de separação, um operador de uma unidade de evaporação a vácuo e de um secador e trabalhadores de armazém. As principais profissões são as de operador de aparelhos. Os estudos cronométricos sobre a natureza das suas actividades mostraram que o trabalho principal ocupa o peso específico máximo no tempo (75,7-47,1%). As acções activas incluem a regulação manual do processo utilizando equipamento de fecho, o carregamento de matérias-primas, a recolha de amostras, a limpeza e a lavagem de aparelhos. Um traço caraterístico dos operadores de aparelhos é a falta de ritmo, uma vez que não existe uma sequência específica entre o trabalho ativo e o descanso no seu trabalho. A duração da sua permanência em zonas expostas a factores desfavoráveis é de 10 a 90% do tempo do turno. A análise da morbilidade em termos de tempo de serviço, idade e sexo, bem como por formas nosológicas, não permitiu obter dados representativos devido ao pequeno número de grupos.

Com base na investigação realizada, foi desenvolvido um conjunto de medidas, incluindo medidas tecnológicas, organizacionais, técnico-sanitárias e preventivas, destinadas a melhorar as condições de trabalho dos trabalhadores e a proteger o ambiente de produção durante a produção do fertilizante biológico "Yer Malhami".

Foram realizados estudos de higiene natural utilizando "Yer Malhami" na região de Tashkent, na empresa Kim Pen Hva e na região de Andijan. Verificou-se que, ao preparar soluções de trabalho de "Yer Malhami", ao processar mudas e regar, a preparação pode entrar no ar do ambiente de trabalho e pode contaminar áreas expostas do corpo (pele das mãos, rosto, garganta e nariz) dos trabalhadores e roupas especiais. As concentrações mais elevadas da preparação foram encontradas na zona de respiração dos trabalhadores durante a preparação das soluções de trabalho. Os níveis de poluição do ar na área de trabalho durante o processamento de sementes e plântulas foram de 2,1±0,14 mg/m^3 e 1,8±0,15 mg/m^3 , respetivamente. Na zona de respiração dos trabalhadores durante a rega, a concentração de "Yer Malhami" era de 1,5±0,13 mg/m3. Foi registado um grau significativo de contaminação da face e das mãos nos trabalhadores envolvidos na preparação de soluções de trabalho 31,4±0,21 e 10,1±0,21 mg por 100 cm^2 de superfície. A preparação foi encontrada na garganta e nasofaringe dos trabalhadores na quantidade de 0,35±0,078 mg, e na mucosa oral 0,27±0,018 g. O vestuário especial dos trabalhadores foi contaminado até 23,4±0,21 mg. Foram observados níveis menos significativos de contaminação em irrigadores, entomologistas e agrónomos.

O estudo do nível de contaminação de objectos ambientais por "Yer Malhami" mostrou o seguinte: a preparação foi detectada no ar atmosférico durante os primeiros três dias em quantidades de 1.410,15 mg/m3 a 0,1±0,074 mg/m3 em

no centro do campo. A uma distância de 10 metros da borda do campo tratado, o "Yer Malhami" foi determinado nos primeiros dois dias a um nível de 0,19-0,08 mg/m3 e a uma distância de 100 metros 0,1-0,05 mg/m^3 . A uma distância de 300 m da extremidade do campo tratado, a preparação não foi detectada mesmo no dia do tratamento.

No solo, o "Yer Malhami" foi determinado durante 10 dias e o seu teor foi de 10,7 para 0,3 mg/kg. Na água da vala de irrigação, no dia da aplicação, a biopreparação foi detectada até 4,2 mg/l, mas no terceiro dia o seu teor desceu para 0,1 mg/l. Nas folhas e na fibra do algodão, a preparação também foi detectada durante 3 dias a um nível de 1,7-0,4 mg/kg e 0,3-0,07 mg/kg, respetivamente. Não foi detectada qualquer preparação nas sementes de algodão.

Na couve, a preparação foi determinada no prazo de 5 dias após a rega na quantidade de 1,5-0,03 mg / kg, na batata 8 dias de 2,9 a 0,11 mg / kg e no tomate "Yer Malhami" foi detectado no prazo de 3 dias de 0,6 a 0,1 mg / kg.

Consequentemente, a utilização de "Yer Malhami" leva à contaminação de produtos alimentares e objectos ambientais, mas o grau de contaminação nas taxas de consumo propostas nos regulamentos para a sua utilização é baixo, de curta duração e no aspeto temporal. O nível e a duração da contaminação dos produtos alimentares dependem diretamente do tipo de cultura processada.

Uma secção especial do trabalho é dedicada ao desenvolvimento da concentração máxima permitida de "Yer Malhami" nas massas de água. Estabelecemos concentrações de biofertilizante que não afectam as propriedades organolépticas da água, o odor e o sabor, uma vez que a deterioração das propriedades organolépticas da água pode levar a restrições à sua utilização. Com base nos estudos, verificou-se que o limiar para a perceção do odor da preparação corresponde a uma concentração de 0,85 ± 0,05 g/l. O estudo do efeito do "Yer Malhami" sobre a natureza do sabor mostrou que as concentrações ao nível do limiar para o odor não afectam o sabor da água.

Os estudos de transparência da água na presença de "Yer Malhami" foram efectuados com concentrações de 0,19-3,0 g/l. A concentração limite foi determinada como sendo de 0,39 g/l. Os estudos para determinar a cor de uma coluna de água de 10 e 20 cm de altura estabeleceram as concentrações da preparação de 0,78 g/l e 0,20 g/l, respetivamente. A preparação não afecta a formação de espuma. Foi estudada a necessidade de cloro da água na presença do preparado. A concentração da preparação de 15 g/l foi estabelecida por nós como o limiar para este indicador.

O impacto do "Yer Malhami" no regime sanitário da água foi avaliado através do estudo da dinâmica do consumo bioquímico de oxigénio, tendo em conta o desenvolvimento e a morte da flora bacteriana, o impacto na comunidade microbiana da água e o efeito da preparação na formação de produtos de nitrofização. Verificou-se que "Yer Malhami" numa concentração de 15 g/l estimula os processos de consumo bioquímico de oxigénio, uma concentração de 1,5 g/l leva a uma ligeira alteração do processo e uma concentração de 0,15 g/l não afecta os indicadores de CBO. A concentração da preparação de 15 g/l foi acompanhada por uma diminuição do nível de azoto devido à sua fixação por azotobacter "Yer Malhami", uma concentração de 1,5 g/l apenas provocou uma tendência para diminuir, e 0,15 g/l não afectou o nível de azoto. Este último permitiu que a concentração de 1,5 kg / l fosse considerada o limiar para o impacto no regime sanitário da água nos reservatórios. A formação de sulfureto de hidrogénio na água foi observada apenas na presença de 50 g / l da preparação.

A concentração limite que afecta a comunidade microbiana deve também ser reconhecida como uma concentração de 1,5 g/l ou 1,5x109 mg/l.

Os resultados dos estudos realizados sobre a estabilidade do medicamento na água dos reservatórios mostraram que o medicamento permanece na água durante 7 dias, o que nos permite classificá-lo como uma substância estável de acordo com a classificação geralmente aceite de V.T. Mozhaev.

CONCLUSÕES

1. O principal fator desfavorável na produção de fertilizante biológico "Yer Malhami" é a poluição do ar da área de trabalho com o produto acabado em concentrações que excedem as normas de higiene; na utilização agrícola, a poluição do ar da área de trabalho ocorre durante a preparação das soluções de trabalho e na zona de respiração dos trabalhadores durante o processamento de sementes, plântulas e rega.

2. A poluição do ar atmosférico com "Yer Malhami" acima do campo tratado é detectada durante 3 dias e excede 2 vezes a uma distância de 50 metros.

3. O método microbiológico para determinar o "Yer Malhami" em objectos industriais e ambientais é bastante sensível e específico.

4. Normas e regulamentos higiénicos cientificamente comprovados para a utilização de "Yer Malhami":

- MAC em massas de água 16.10-5 m.t./l
- MAC no ar da zona de trabalho I.IO-5 m.t./m3

-ODC no solo 1.10-5 m.t./kg

- FNP - 0,05%. Zona de proteção sanitária 100 m. O período de trabalho no campo semeado com sementes e plântulas tratadas é de 3 dias. Ao trabalhar com "Yer Malhami" é necessário observar as precauções de segurança.

5. Do ponto de vista higiénico, o "Yer Malhami" pode ser recomendado para utilização na agricultura como biofertilizante.

LITERATURA

1. Abasov, V.S. Relatório anual sobre o tema: "Study of the influence of methane effluent and its combination with other types of fertilizers on the yield and quality of agricultural crops", Kyrgyz Research Institute of Agriculture, 2005;

2. Amerhanov, R. A. Conceção de sistemas de fornecimento de calor para a agricultura: Livro de texto para estudantes de instituições de ensino superior com formação em engenharia agrícola. / R. A. Amerhanov, B. Kh. - Krasnodar, 2001. - 200 p.: il.

3. Andreev, V.A., Novikov M.N., Lunin S.M. Using pig manure for fertilizer. - M.: Rosagropromizdat, 2002;

4. Arkhipchenko, I. A. Otimização do processo de compostagem e influência dos biocompostos no rendimento / I. A. Arkhipchenko, O. V. Orlova // Agrochemical Bulletin. - 2001. - No. 5. - P. 22-24.

5. Alekseev V. E., Valiev M. I. Iluminação e fixação de potássio em experiências de campo com fertilizantes potássicos. // Livro: Fertilidade do solo e eficiência dos fertilizantes. Chisinau, 1992. pp. 37-45.

6. Amelin S. E., Sokolov O. A., Amelin A. A. Condições de nutrição mineral, produtividade e qualidade da cultura do daikon. // Fertilizantes e corretivos químicos em agroecossistemas. Moscovo: Imprensa da Universidade Estatal de Moscovo. 1998. P. 382-388.

7. Andronova L. A., Bolysheva T. N., Ammosova Ya. M. Aspectos ecológicos e agroquímicos da utilização de resíduos de fábricas de pasta e papel como fertilizantes orgânicos. // Química na agricultura. 1995. No. 4. P. 42-44.

8. Arkhipchenko I. A. Fundamentos microbiológicos da tecnologia sem resíduos para o tratamento de águas residuais de complexos de engorda de suínos. // Resumo do Doutoramento em Ciências Biológicas. Leningrado. 1991. 38 p.

9. Arkhipchenko I. A. Biofertilizantes granulados a partir de resíduos

animais. // Na coleção da 1ª Conferência Nacional "Biofertilizantes de resíduos animais". São Petersburgo. 1995. Pp. 10-17.

10. Arkhipchenko I. A. Produção e aplicação de fertilizante microbiano granulado bami. // Relatórios da Academia Russa de Ciências Agrícolas. 1996. No. 2. P. 3234.

11. Arkhipchenko I. A., Barbolina I. I., Deriks P. L. Utilização de resíduos animais para a produção de fertilizantes. // Relatórios da Academia Russa de Ciências Agrícolas. 1998. No. 6. P. 18-19.

12. Arkhipchenko I. A. Fertilizantes microbianos polifuncionais. // Ciência na Rússia. 1999. No. 6. P. 62-64.

13. Arkhipchenko I. A., Orlova O. V. Otimização dos processos de compostagem e influência dos biocompostos no rendimento. // Boletim Agroquímico. 2001. No. 5. P. 22-24.

14. Bakina L. G., Plotnikova T. A. Interação de HA de solos podzólicos com cálcio. // Agroquímica. 1992. No. 1. P. 72-80.

15. Bambalov N. I., Yankovskaya N. S. Composição fraccionada do fundo de azoto dos fertilizantes orgânicos e das plantas formadoras de turfa. // Agroquímica. 1994. No. 7-8. P. 55-61.

16. Banin A. O tesouro do complexo agroindustrial. // RISCO. 1994. No. 4. P. 75-82.

17. Banina N. N. Protozoários na biocenose de lamas activadas de instalações de tratamento de complexos de engorda de suínos. // Na coleção da 1ª Conferência Nacional "Biofertilizantes a partir de resíduos de gado". São Petersburgo. 1995. Pp. 46-47.

18. Baranovsky I. N. Efeito da turfa e do sapropel nos processos de acumulação e remoção de nutrientes em solos podzólicos. // Na coleção: "P/X de turfa e sapropel, problemas do seu processamento e utilização complexa". Tver. 1994. parte 2. pp. 8-9.

19. Barbolina I. I. Efeito do Bamil nos microrganismos

fitopatogénicos. // Relatórios da Academia Russa de Ciências Agrícolas. 1996. No. 2. P. 34-35.

20. Barbolina I. I. Efeito do biofertilizante Bamil na microflora do solo e no rendimento das culturas agrícolas. // Resumo do Cand. de Ciências Biológicas. São Petersburgo. 1997. 20 p.

21. Barsukov P. A., Makarikova R. P. Dependência da produtividade das culturas em relação aos parâmetros de acidez do solo franco-arenoso sod-podzólico na Sibéria Ocidental. // Agroquímica. 1999. No. 1. P. 28-35.

22. 12. Baader, V. Biogás: Teoria e Prática / V. Baader, E. Dene, M. Benniderfer. - M.: Kolos, 2005;

23. 13. Baader, V.E. Biogás, teoria e prática, M, Kolos, 2000;

24. 14. Baader, V., Biogás: teoria e prática / V. Baader, E. Done, M. Breinderfer. - M. Kolos, 1999. - 148 p.

25. Beveren P., Oelmans S. Produção de bamilo no complexo de criação de suínos "Sputnik". Caraterísticas técnicas e descrição do projeto. // Na coleção da 1ª Conferência Nacional "Biofertilizantes a partir de Resíduos de Pecuária". 1. SPb. 1995. Pp. 17-25.

26. Beveren P., Nilson S., Arkhipchenko I. A. Cooperação internacional no domínio do desenvolvimento de tecnologias para a produção e utilização de biofertilizantes. // Resumo do relatório da Conf. "Microbiologia Agrícola nos séculos XIX e XXI". 2001. P. 48-49.

27. Benediktova A. I. Influência da casca de árvore e da CMC no estado do húmus em solos de grama. // Tese de autor de Cand. of Biol. Ciências Biológicas. Moscovo, 1994. 22 p.

28. Borisov V. A. Fertilização de culturas hortícolas. Moscovo: Kolos. 1978. 206 p.

29. Bychkova L. A. Aftereffect of different fertilizer systems on the nitrogen regime of sod-podzolic soil. Resumo de Cand. Sci. (Biol.). Moscovo, 1999. 22 p.

30. Bryukhanova, E. S. Estudo da influência da humidade da matéria-prima no rendimento e na composição dos produtos do processamento anaeróbio de resíduos de aviários // Polzunovsky Vestnik. - 2010. - No. 3.

31. Budarin, V.A. Features of obtaining biogas and biologically active organic matter from plant waste (Caraterísticas da obtenção de biogás e matéria orgânica biologicamente ativa a partir de resíduos vegetais). Instituto de Engenharia de Energia e Eletrónica do Ramo Sul da Academia Nacional de Ciências da República do Quirguistão, Jalal-Abad, 2003;

32. Vasiliev, V.A., Shershnev, A.A., Rezvatkina, T.G., Andryukhin, T.Ya., Gridnev P.I., Kovalev A.A. Efeito da fermentação de metano de estrume sem cama nas alterações da sua composição química e eficiência como fertilizante. Agroquímica, No.9, 2002;

33. Vedenev, A.G. Instalação de biogás, OF "Fluid" Association "Farmer", 2005;

34. Vedenev, A.G., Vedeneva T.A. Biogas Technology Guide, 2005;

35. Vedeneev, A.G., Biogas technologies in the Kyrgyz Republic / A.G. Vedeneev, T.A. Vedeneeva. - B.: Tipografia "Euro", 2006. - 90 p. -

36. Vasiliev A. A. Aplicação de sapropel em batatas. // Coll. científico. trabalhos do Sul-Ural. Instituto de Investigação da Fruticultura e da Cultura da Batata. 1994. v. 1. pp. 120-127.

37. Velichko V. A. Previsão das alterações da acidez do solo na Federação Russa. // Investigação e tecnologia agroquímica. Actas de VNIPTIKHIM. 1999. Número 1. Vol. 1. P. 137-156.

38. Viryasov G. P. Utilização de sapropel e fosforitos para a produção de fertilizantes locais. // Na coleção: Cultivo de turfa e sapropel, problemas de seu processamento e uso complexo. Tver. 1994. parte 2. p. 1617.

39. Gordobudskaya O. M., Budai T. K., Ikonnikov V. F. Estudo da natureza da acidez do sapropel como matéria-prima para fertilizantes. // Boletim da Academia de Ciências Agrárias da Bielorrússia. 1995. No. 4. P. 13-

17.

40. Gonchar A. P., Denisenko M. F., Sosnovskaya A. A. Processamento de águas residuais de fazendas de suínos e serviços municipais em fertilizantes. // Na coleção: "Melhorando a mecanização da tecnologia de limpeza e processamento de estrume". Podolsk. 1993. Vol. 2. p. 24-31.

41. Grinaev I. D. Requisitos veterinário-sanitários e higiénicos para instalações de processamento, desinfeção e utilização de águas residuais de explorações e complexos pecuários. // Na coleção: "Saneamento e higiene dos animais". Moscovo: Kolos. 1981. Pp. 36-41.

42. Gusarova G. A. Effect of aeration conditions on the content of nitrogen and phosphorus in the biomass of activated sludge during aerobic processing of wastewater. // Na coleção da 1ª Conferência Nacional "Biofertilizantes de Resíduos de Pecuária". São Petersburgo. 1995. Pp. 51-52.

43. . Gusev, M.V. Microbiologia / M.V. Gusev, L.A. Mineeva. - M: Editora Mosk. Univ., 2004;

44. 27. Gemmeke, Burga, Rieger Christa, Weiland Peter. Biogas from Renewable Raw Materials. A Comparative Analysis of Sixty-One Biogas Plants in Germany, 2001;

45. Dmitriev E. A. Mathematical statistics in soil science (Estatística matemática na ciência do solo). Moscovo: Editora da Universidade Estatal de Moscovo. 1995. 319 p.

46. Dudareva T. E., Dudarev A. N., Skvortsova I. N. Método microbiológico para a obtenção de fertilizantes orgânicos a partir de carvões castanhos. // Na coleção "Microorganismos na agricultura". Pushchino. 1992. Pp. 50-51.

47. Durynina E. P., Velikanov L. L. Soil phytopathogenic fungi. Moscovo: Imprensa da Universidade Estatal de Moscovo. 1984.107 p.

48. Durynina E. P., Egorov V. S. Agrochemical analysis of soils, plants, fertilizers (Análise agroquímica de solos, plantas e fertilizantes).

Moscovo: Editora da Universidade Estatal de Moscovo. 1998. 113 p.

49. Durynina E. P., Komarovskaya E. S., Kutyeva T. Yu., Arkhipchenko I. A. Efeito do biofertilizante Bamil na transformação de fosfatos em solos podzólicos e na produtividade das plantas. // Agroquímica. 2001. No. 11. P. 43-48.

50. . Evtushenkov, A.N., Fomichev, Yu.K. Introdução à biotecnologia: Curso de aulas teóricas:/ A.N. Evtushenkov, Yu.K. Fomichev. - Mn: BSU, 2002. - 105 p.

51. Egorov S. Yu., Ulakhovich S. V., Alimova F. K., Zakharova N. G., Leshchinskaya I. B. Impacto dos microrganismos mobilizadores de fosfato nas plantas em solo protegido. // Boletim da Academia Russa de Ciências Agrícolas. 1997. No. 4. P. 41-44.

52. Ermakov A. A. Biofertilizantes para a cultura do morango. // Resumo do relatório da Conf. de toda a Rússia. "Microbiologia Agrícola nos Séculos XIX-XXI". 2001. Pp. 89-90.

53. Ecenkova E. V. Influência do carvão castanho e dos humatos de carvão nos solos da região de Rostov. // Resumo do Cand. de Ciências Biológicas. Moscovo, 1993. 22 p.

54. Zhemchuzhina A. A., Fedotova N. V. Biofertilizante Bamil para culturas hortícolas em estufas. // Na coleção da 1ª Conferência Nacional "Biofertilizantes de Resíduos Animais". São Petersburgo. 1995. Pp. 52-53.

55. Zhukova L. A., Inozemtsev I. V. Desenvolvimento de bases científicas e práticas para a desinfeção e utilização de águas residuais em Zheleznogorsk. // Química na agricultura. 1993. No. 8-9. P. 33-35.

56. Zolnikova N. V., Yakovlev V. I., Kiselev O. M., Grinfeld G. I. Tecnologia de processamento da fração sólida dos resíduos do complexo suinícola. // Na coleção da 1ª Conferência Nacional "Biofertilizantes de Resíduos de Pecuária". São Petersburgo. 1995. Pp. 25-30.

57. Ivanov A. I. Influência da cultura do solo podzólico e do seu

regime hídrico na eficiência dos fertilizantes potássicos. // Agroquímica. 1998. No. 11. P. 45-48.

58. Ivanov A. I. Alguns padrões de mudança no estado ácido-base de solos argilosos pesados podzólicos durante a utilização agrícola. // Agroquímica. 2000. No. 10. P. 28-34.

59. Ivanov A. I., Kolupaev B. I., Okhotnikov S. I. Utilização de substratos não tradicionais na vermiprodução. // Química na agricultura. 1994. No. 4. P. 10-11.

60. Ivanov S. N., Shahjahan M. Estudo dos processos de inativação e mobilização de fosfatos nos solos // Agroquímica. 1992. 10. P. 25-32.

61. Ivannikova L. A., Semenova N. A. Dinâmica diária e sazonal da emissão de CO2 pelo solo da floresta cinzenta. // Ciência do solo. 1988. No. 1. P. 134-139.

62. Ivannikova L. A. Emissão de CO2 do solo após a entrada de vários materiais orgânicos nele. // Na coleção: "Respiração do solo". Pushchino, 1993. pp. 52-58.

63. Ishchenko I. A. Interação entre minhocas e fungos microscópicos. // Resumo de Cand. Biol. Sci. M. 1995.25 p.

64. Karageorgiy V. V., Pogrebnyak A. P. Utilização de vermicomposto na rotação de culturas hortícolas. // Química na agricultura. 1994. No. 4. P. 15.

65. Karpinsky N. P., Glazunova N. M. Alterações no grau de mobilidade dos fosfatos do solo em experiências de longo prazo em microcampos com a introdução de fertilizantes de fósforo // Agroquímica. 1993. No. 9. P. 3-13.

66. Kasatikov V. A., Kravchenko M. E., Rusakova I. V., Mosaleva A. A. Eficiência do vermicomposto à base de estrume de gado quando aplicado a culturas de campo. // Química na agricultura. 1994. No. 4. P. 17.

67. Kasitsky Yu. N. Sobre o teor ótimo de fósforo móvel nos solos da

zona Não-Chernozem da URSS. // Agroquímica. 1991. No. 6. P. 107154123.

68. Kashtanov A. N. Os resíduos da pecuária como nova matéria-prima orgânica para a produção de biofertilizantes. // Na coleção da 1ª Conferência Nacional "Biofertilizantes de Resíduos de Pecuária". São Petersburgo. 1995. Pp. 54-55.

69. Kalmykova, Yu. A. Projeto Biogás / Museu Ecológico de Karaganda, 2005;

70. Kovalev, A.A. Overestimation of the energy capacity of biogas plants, 2007;

71. Kovalev, A.A. Improving the energy efficiency of biogas plants, 2001;

72. Kovalev, A.A. Biomass energy of livestock farms and complexes. Resultados do trabalho do complexo agroindustrial da Rússia, Kaluga, 1994.

73. Kozhurinchev, A.M. Combustão de biogás de tanques de metano em casas de caldeiras. Habitação, 1991;

74. Kornev, V. V. Central eléctrica a biogás com parâmetros óptimos / V. V. Kornev // Gazpromregiongaz. - 2006;

75. Korneva, N. Influence of environmental factors on production efficiency / N. Korneva // Poultry farming. - 2009;

76. Korneva, N. Influence of environmental factors on production efficiency / N. Korneva // Poultry farming. - 2009;

77. Kuznetsov, A. E. Fundamentos científicos da ecobiotecnologia: um livro didático para estudantes / A. E. Kuznetsov, N. B. Gradova - M.: Mir, 2006;

78. Kirpichnikov I.A., Mergel S.V., Chernykh N.I. Sobre a questão da otimização do regime de fosfato de solos argilosos pesados podzólicos. // Agroquímica. 1993. No. 8. P. 12-20.

79. Klebanovich N.V., Moroz G.V. Effect of caling on the microflora

and microbiological features of sod-podzolic soils of Belarus. // Ciência do solo. 1998. No. 1.p. 74-77.

80. Kodolova O. P., Bolotetsky N. M., Pravdukhina O. Yu. Andreev A. G., Zhukovskaya E. A., Kosevich I. A. Seleção de vermes de estrume para vermicultura. // Química na agricultura. 1994. No. 4. S. 8.

81. Kozak I. V., Kozak N. I. Efeito da utilização a longo prazo de fertilizantes minerais na composição de grupos fraccionais de húmus em solo de floresta cinzenta e monitorização do seu estado. // Agroquímica. 1996. No. 11. P. 10-20.

82. Kononov O. D. A influência dos compostos de casca de árvore na fertilidade de solos de várzea recuperados no norte da região da Terra Não Negra. // Resumo. 1992. 24 p.

83. Kostyaeva M. G. Avaliação veterinária e sanitária do processamento de estrume de gado pelo método de vermicompostagem. // Resumo da tese. Cand. ciências veterinárias. Moscovo, 1996. 18 p.

84. Kudeyarov V. N. O ciclo do azoto no solo e a eficácia dos fertilizantes. Moscovo: Nauka. 1989.216 p.

85. Kudeyarova A. Yu. Phosphatogenic transformation of soils. Moscovo: Nauka. 1995. 285 p.

86. Kudeyarov V.N., Mokronosov A.T. Balanço de dióxido de carbono no território da Rússia// Na coleção de trabalhos: "Ciência ecológica do solo". 1. M.- Pushchino 2000.- 240 p.

87. Kulakovskaya T. N. Otimização do sistema agroquímico de nutrição do solo das plantas. Moscovo: Agropromizdat. 1990. 220 p.

88. Kurakov N. G., Umarov M. M. O papel da desnitrificação no equilíbrio de azoto dos solos. // Agroquímica. 1984. No. 5. P. 118-129.

89. Kurganova E. V. Fertilidade do solo e eficiência dos fertilizantes minerais na região de Moscovo. Moscovo: Imprensa da Universidade Estatal de Moscovo. 1999. 152 p.

90. Kurganova E. V., Kopeikina O. A., Gunter L. I., Belyaeva S. D. Avaliação abrangente de lamas de águas residuais. // Boletim Agroquímico. 1999. No. 3. P. 38-40

91. Kutyeva T. Yu., Komarovskaya E. S. Efeito do bamil no teor de P disponível no solo. // Resumos da conferência científica juvenil russa. "Planta e Solo". São Petersburgo. 1999. Pp. 133-134.

92. Kutyeva T. Yu., Pakhnenko O. A., Durynina E. P. Influência do biofertilizante Bamil na composição fraccionada do húmus e no teor de lípidos em solos podzólicos. // Ciência do solo. 2001. No. 9. P. 1126-1131.

93. Kutyeva T. Yu., Durynina E. P., Muravyova N. E., Sheiko A. V. Biofertilizantes Bamil, Omug, Ekud, Pudret: suas propriedades, influência no solo e na produtividade das plantas. // Boletim da Universidade Estatal de Moscovo. série: Ciência do solo. 2002. No. 4. P. 40-46.

94. Lavrentiev R. B., Kurakov A. V., Kostina N. V., Egorov V. S. Perdas gasosas de azoto e mineralização de compostos contendo azoto em solo podzólico com diferentes sistemas de fertilização. // Boletim da Universidade Estatal de Moscovo. Série 17. Ciência do solo. 2001. No. 2. P. 20-23.

95. Landina M. M. Ar do solo. // Novosibirsk: Nauka. 1992. 168 p.

96. Larionova A. A., Rozonova L. I. Efeito da temperatura e humidade do solo na emissão de dióxido de carbono. // No livro: "Respiração do solo". Pushchino. 1993. P. 68-75.

97. Lozanovskaya I. N., Orlov D. S., Popov P. D. Teoria e prática da utilização de fertilizantes orgânicos. Moscovo: Agropromizdat. 1987. 95 p.

98. Lozanovskaya I. N., Luganskaya I. A., Gninenko S. V. Influência de fertilizantes húmicos de carvão nas propriedades e produtividade de chernozems irrigados. // Ciência do solo. 1993. No. 4. P. 117-121.

99. Makarov B. N. Regime de gases do solo. Moscovo: Agropromizdat. 1988. 105 p.

100. Makarov M. I., Nedbaev N. P., Kurmysheva N. A., Efremov V. F.

Transformação de compostos orgânicos de fósforo em solo podzólico com utilização a longo prazo de diferentes sistemas de fertilização. // Agroquímica. 1997. No. 7. P. 3-11.

101. Manucharova N. A., Dobrovolskaya T. G., Stepanov A. L. Taxonomic composition of denitrifying bacteria in sod-podzolic soil. Microbiologia. 2000. Vol. 69. No. 2. p. 286-289.

102. Malofeev, V.M. Biotecnologia e proteção ambiental: Livro de texto. - M.: Editora Arktos, 1998. - 188 p.

103. 49. Medvedeva, S. A. Biodegradação de lignina hidrolítica por associação microbiana / S. A. Medvedeva, E. L. Imranova, I. V. Volchatova, Ten Hak Moon // Siberian Ecological Journal. - 2004;

104. 50. Murugov, V.P. Economics of autonomous energy systems in agriculture using renewable energy sources, 2002;

105. Mukhamedov, R.S., Tokhtakhunov, K.A., Zakhidov R.A. Centrais de biogás e proteção ambiental. Indústria de construção naval, Ser. Prom. Energ. Proteção do ambiente. Alimentação eléctrica de navios, 1990;

106. Melnik I.A., Gutsulyak. Biohumus e rendimento vegetal. // Química na agricultura. 1994. No. 4. P. 15-16.

107. Merzlaya G. E., Zyabkina G. A., Nesterovich I. A. et al. Eficiência da vermicompostagem baseada em estrume sem lixo. // Na coleção: "Utilização ambientalmente segura de águas residuais de efluentes pecuários na agricultura". Barnaul. 1995. Pp. 116-129.

108. Merzlaya G. E., Mishulina M. P., Nesterovich I. A., Panichkina O. L. Efeito positivo do vermicomposto no solo podzólico durante a cultura do milho. // Relatórios da Academia Russa de Ciências Agrícolas. 1994. No. 6. P. 19-20.

109. Métodos de microbiologia e bioquímica do solo. Moscovo: Editora da Universidade Estatal de Moscovo. 1991.303 p.

110. Mineev V. G. Fertilizantes orgânicos na agricultura intensiva.

Moscovo: Editora Kolos. 1984. 302 p.

111. Mineev V. G., Debreceny B., Mazur. Agricultura biológica e fertilizantes minerais. Moscovo: Kolos. 1993. 415 p.

112. Mineev V. G., Rempe E. X. Agroquímica, biologia e ecologia dos solos. M.: Rosagropromizdat. 1993. 206 p.

113. Mineev V. G. Agrochemical and ecological functions of potassium (Funções agroquímicas e ecológicas do potássio). Moscovo: Editora da Universidade Estatal de Moscovo. 1999. 332 p.

114. Mirchink T. G., Guzev V. S. Microorganismos em solo podzólico e aplicação de fertilizantes. // Na coleção: "Produtividade dos solos da zona NonChernozem e formas de a aumentar". Moscovo: Imprensa da Universidade Estatal de Moscovo. 1984. Pp. 80-95.

115. Mikheev P. A. Eficiência de diferentes métodos de aplicação e doses de vermicompostos para cevada de primavera no chernozem do sul do planalto do Volga. // Resumo de Cand. Sci. (Agricultura). Orenburg. 1999. 19 p.

116. Mokiev V.V., Boyarinova L.V. Experiência de utilização de vermicomposto na agricultura de estufa. // Química na agricultura. 1994. No. 4. P. 16.

117. Muromtsev G. S. Dissolução de fosfatos de cálcio em ligação com a atividade vital dos microrganismos das raízes e do solo. Diss. Cand. Biol. Sci. Moscovo, 1958. 176 p.

118. Naumenko 3. S. Estudo da microflora das lamas activadas de instalações de engorda de suínos, substrato para a obtenção de adubos granulados. // Na coleção da 1ª Conferência Nacional "Biofertilizantes a partir de resíduos de gado". São Petersburgo. 1995. Pp. 56-57.

119. Naumova G. V., Kosobokova R. V., Kosonogova L. V., Raitsyna G. I., Zhmakova N. A., Ovchinnikova T. S. Preparações húmicas e métodos tecnológicos da sua produção. // Na coleção: "Substâncias húmicas na

biosfera". Moscovo, 1993. Pp. 178-188.

120. Nikitina L. V. Avaliação do regime de potássio de diferentes tipos de solos e da eficiência dos fertilizantes potássicos em experiências de longo prazo. Autor. Cand. de Ciências Biológicas. Moscovo, 1994. 22 p.

121. Nebolsin A.N., Nebolsina Z.P. O papel da matéria orgânica na formação da acidez e nas alterações do estado do húmus dos solos podzólicos durante a calagem // Agroquímica. 1998. No. 8. P. 14-20.

122. Nikitishen V. I. Bases agroquímicas da aplicação efectiva de fertilizantes na agricultura intensiva. Moscovo: Editora "Nauka". 1984. 214 p.

123. Nikitishen V. I., Dmitrakova L. K., Lichko V. I. Regime de fosfato do solo da floresta cinzenta e eficiência do fertilizante de fósforo. // Ciência do solo. 2000. No. 10. P. 1255-1265.

124. . Nekrasov, V. N. Microbiological anaerobic conversion of biomass, 2001;

125. Nosko B. S., Kotvitsky B. B., Berdnikov A. M., Yunakova T. A. Transformação no solo e absorção de azoto pelas plantas. // Agroquímica. 1997. No. 12. pp. 3-11.

126. Ovcharenko M. M., Kuznetsov A. V., Platonov I. G. Caraterísticas agroecológicas dos sapropels da região da Sibéria Ocidental. // Química na agricultura. 1996. No. 6. P. 21-23.

127. Ovchinnikov A. S., Mosunova T. L. Influência do sapropel no rendimento das culturas vegetais. // Na coleção: Apoio científico avançado e formação de pessoal para a produção agroindustrial na região de Volgogrado. 1993 (94). P. 203205.

128. Orlov D.S., Grishina L.A. Workshop sobre química do húmus. M.: Editora da Universidade Estatal de Moscovo. 1981.271 p.

129. Orlov D.S. Ácidos húmicos dos solos e a teoria geral da humificação. //

130. M.: Editora da Universidade Estatal de Moscovo. 1990. 318 p.

131. Orlov D.S., Sadovnikova L.K., Ladonin D.V. Normas ambientais para fertilizantes orgânicos não tradicionais. // Química na agricultura. 1995. No. 5. P. 5558.

132. Orlov D. S., Ammosova Ya. M., Sadovnikova L. K., Yakimenko O. S., Andronova L. A., Benediktova A. I. Fertilizantes de casca, lignina e lodo de esgoto: preparação, propriedades, aplicação . M.: Notícias de ciência e tecnologia. 56 p.

133. Osetrova N. M. Redução do teor de nitratos nos produtos agrícolas. // Boletim Agroquímico. 1999. No. 1. P. 27-30.

134. Panik N. S., Sadovnikova L. K., Fridland E. V. Compostos não específicos do húmus do solo. Moscovo: Imprensa da Universidade Estatal de Moscovo. 1984. 271 p.

135. Pakhnenko O. A. Potencial de fixação de azoto e atividade desnitrificante de solos podzólicos com a aplicação do biofertilizante Bamil. // Resumos da Conf. científica juvenil AllRussian. "Planta e Solo". São Petersburgo. 1999. Pp. 177-178.

136. Pivovarov G. E., Shirskaya G. M., Gomonova N. F. Microrganismos e rendimento das culturas com utilização prolongada de fertilizantes minerais. // Resumo do relatório da conferência científica.

137. Biologia dos solos de paisagens antropogénicas. Dnepropetrovsk: DSU. 1995. P. 111.

138. Piet D. D., Derix, John G. L. Hendrix, Paul D. W. ten Have. Estado atual da eliminação de resíduos animais nos Países Baixos. // Relatórios da Academia Russa de Ciências Agrícolas. 1998. No. 2. P. 45-47.

139. Pokinbara V. A., Dovydenkov S. V., Skorodumova T. O. Testes de preparações húmicas. // Boletim Agroquímico. 2001. No. 2. P. 4-5.

140. Pokrovskaya S. F. Utilização de minhocas para processar resíduos orgânicos e aumentar a fertilidade do solo. Resumo de Cand. Ciências

Biológicas. Moscovo, 1991.22 p.

141. Pokul T.V. et al. Substâncias húmicas dos carvões castanhos do depósito de Khandinskoye. // Na coleção: "Substâncias húmicas na biosfera". Moscovo, 1993. Pp. 54-57.

142. Popov M. V. Métodos térmicos de ativação de misturas organo-minerais à base de turfa e sapropel. // Na coleção: Turfa e sapropel, problemas do seu processamento e utilização complexa. Tver. 1994. parte 2. p. 26.

143. Postnikov A. V., Chumachenko I. N. O problema da utilização de matérias-primas orgânicas não tradicionais na agricultura. // Química na agricultura. 1994. No. 5. P. 22-24.

144. Workshop sobre agroquímica. M.: Editora da Universidade Estatal de Moscovo. 1989. 303 p.

145. Prokoshev V. V., Deryugin I. P. Potassium and potash fertilizers. Moscovo, 2000, 182 p.

146. Rabinovich G. Yu., Kovalev N. G., Sulman E. M. O papel dos bioaditivos na intensificação do processo de biofermentação. // Relatórios da Academia Russa de Ciências Agrícolas. 1999. No. 4. P. 57-60.

147. Rudakova I. P. Efeito do sapropel e dos compostos à sua base nas propriedades químicas de solos arenosos podzólicos. Diss. Cand. Biol. Sci. Moscovo, 1998. 166 p.

148. Manual de funcionamento. OF "Fluid", "Módulos de bioenergia para digestão anaeróbia de estrume tipo BEMS com reactores de 5,0; 25,0; 50,0; 100,0 m3 de volume", 2004;

149. Rodina, E.M. Report on the assessment of measures to reduce greenhouse gases from household and agricultural waste, 2003;

150. Sazonova L. V., Vlasova E. A. Culturas de raízes: cenoura, aipo, salsa, pastinaca, rabanete, rábano. L.: Agropromizdat. Lening. otdel. 1990. 293 p.

151. Sukhamera, S. A - Tecnologia EM - biotecnologia do século XXI;

152. 60. Agência Especial para os Recursos Renováveis (ed.) Handbook of Biogas Production and Use. Edição 4 (2009).

153. 61. Manual "Substâncias nocivas na indústria". L., Química. Em 3 volumes, 2006;

154. 62. Strebkov, D.S., Kovalev A.A. Centrais de biogás para processamento de resíduos de gado. // Máquinas e equipamentos para a aldeia - 2006. - No. 11. - P.2830

155. Selyutin A. F. Composição e propriedades das estações de tratamento de águas residuais em Smolensk e avaliação da possibilidade de as utilizar como fertilizante na agricultura. // Na coleção: Problemas de desenvolvimento de um modelo de desenvolvimento sustentável. Smolensk. 1997. edição 1. pp. 296-300.

156. Sergienko L. I., Semenov B. S., Timchenko A. I., Maryshov V. I. Caraterísticas agroquímicas e agroecológicas da estação de tratamento de águas residuais da cidade de Volgogrado. // Resumo do relatório "Tratamento do solo e utilização de águas residuais de gado". Moscovo, 1992. Pp. 50-53.

157. Sidorenko O. D. Princípios microbiológicos da produção de composto. // Boletim Agroquímico. 1997. No. 6. P. 3-4.

158. Sidorenko O. D., Vasiliev M. K. Controlo microbiológico na utilização de vermicomposto e compostos. // Química na agricultura. 1995. No. 2-3. P. 35-36.

159. Sizova M. V., Panikov N. S., Arkhipchenko I. A. Efeito do bamil na atividade biológica do solo. // Na coleção da 1ª Conferência Nacional "Biofertilizantes de Resíduos de Pecuária". São Petersburgo. 1995. Pp. 60-61.

160. Seregina E. V., Zvyagintsev D. G., et al. Transformação de alguns resíduos agrícolas em biohumus por minhocas. // Resumo do relatório da conferência "Microorganismos na agricultura". Pushchino. 1992. P. 183.

161. Skorbach V. V. Influência da reação do ambiente do solo sobre o rendimento e a qualidade dos produtos da beterraba sacarina, outras culturas e a fertilidade dos chernozems lixiviados da região central de Chernozem. // Resumo de uma dissertação de Cand. Sci. (Ciências Agrárias). 1. Belgorod, 2000. 26 p.

162. Slobodian V. A., Slobodian N. S. Influência do biohumus nos processos microbiológicos do solo. // Química na agricultura. 1994. No. 4. P. 89.

163. Reduzir o impacto negativo dos metais pesados nas plantas durante a eliminação das águas residuais municipais. Minsk. 1993. 22 p.

164. Solomin I. A., Abramov N. F. Produção de compostos e solos com base nos mesmos a partir de resíduos de madeira e vegetais de Moscovo. // IV M-nar. conf. "Problemas de gestão da qualidade ambiental". Moscovo, 1999. Pp. 173-177.

165. Stadnik B. G. Nova direção na biologização da agricultura. // Química na agricultura. 1994. No. 3. pp. 23-24.

166. Stepanov A. D., Sudnitsyn I. I., Umarov M. M., Galimange B. Efeito da densidade do solo e da pressão de humidade do solo na emissão de óxido nitroso e dióxido de carbono. // Ciência do solo. 1996. No. 11. P. 1337-1340.

167. Stolyarov A. I., Suetov V. P., Onishchenko J. T. M., Belyaeva A. V. Mudanças na fertilidade do chernozem lixiviado com aplicação sistemática de fertilizantes. // No livro: "Fertilizantes e corretivos químicos em agroecossistemas". Moscovo: Editora da Universidade Estatal de Moscovo. 1998. Pp. 267-278.

168. Sychev V. G. Possibilidades de melhorar a gradação do teor de potássio disponível. // Boletim Agroquímico. 2000. No. 5. p. 30-34.

169. Tikhomirova V. Ya. Desenvolvimento de métodos agroquímicos e biológicos para aumentar a fertilidade do solo na rotação de culturas do linho.

// No livro: "Fertilidade do solo e qualidade do produto na biologização da agricultura". Moscovo: Editora Kolos. 1996. Pp. 172-179.

170. Tereshchenko H. N. Aspectos ecológicos, pedológicos e agroquímicos da vermicompostagem e da aplicação de biohumus. // Resumo de Cand. Sci. (Agricultura). Moscovo, 1997. 18 p.

171. Ten Hak Moon Efeito do iniciador de composto na aceleração da compostagem de matéria orgânica / Ten Hak Moon, Chen Wan Hen, E. L. Imranova, O. A. Kiriyenko, G. N. Ganin // Agrochemistry. - 2004. - No. 2. - P. 1-4

172. 64. Tishchenko, N.F. Atmospheric air protection. Manual, Moscovo: Química. 2003;

173. Ulanov N. I. Possibilidades de utilização de substâncias húmicas oxidadas na agricultura. // Na coleção: "Substâncias húmicas na biosfera". Moscovo, 1993. Pp. 157-161.

174. Umarov M. M. O papel dos microrganismos nas perdas gasosas de azoto do solo. // No livro: "Fertilizantes e corretivos químicos em agroecossistemas". Moscovo: Imprensa da Universidade Estatal de Moscovo. 1998. Pp. 44-50.

175. Forster K. F., Weiz, A. A. J. Biotecnologia ecológica / ed. - L.: Química. Departamento de Leningrado, 2003. - 397 p.

176. Filippova A. V. Aspectos agroecológicos da vermicompostagem e a utilização de vermicomposto em condições de solo fechado. // Resumo de Cand. Sci. (Agricultura). Moscovo, 1998. 20 p.

177. Fisinin V. I., Arkhipchenko I. A., Popova E. V., Solntseva I. E. Utilização de excrementos de aves para obter fertilizantes microbianos com propriedades polifuncionais. // Relatórios da Academia Russa de Ciências Agrícolas. 1998. No. 4. P. 32-34.

178. Fokin A. D., Radzhabova P. A. Disponibilidade de fosfatos nos solos em função da transformação e do estado da matéria orgânica. // Ciência do solo. 1996. No. 11. P.1303-1309.

179. Khmelinin I. N. Fósforo em solos podzólicos e processos de transformação dos seus compostos. JL: Science Publishing House. 1984. 150 p.

180. Khristenko A. A. Dinâmica do teor de compostos de fósforo móveis no solo. // Agroquímica. 2001. No. 10. P. 16-22.

181. Chebotarev N. T. Lamas de esgoto para fertilizantes. // Boletim Agroquímico. 1999. No. 5. pp. 39-40.

182. Chugunova M. V., Yeshchenko I. D., Gusarova G. A., Barbolina I. I. Efeito de biofertilizantes não convencionais de resíduos animais nas propriedades biológicas do solo. // Na coleção da 1ª Conferência Nacional "Biofertilizantes de Resíduos Animais". São Petersburgo. 1995. Pp. 62-64.

183. Chernov, G.V. A era antropogénica do lixo. - 2008. No. 48, - pp. 1415

184. Shevtsova L.K. Estado do húmus e fundo de azoto dos principais tipos de solos com utilização prolongada de fertilizantes. Resumo de um doutoramento em Biologia. Moscovo, 1988. 48 p.

185. Shikula H. I., Fantuh V. S., Naumenko V. I. Efeito do vermicomposto no restabelecimento da fertilidade de solos florestais cinzentos.//Chemistry in agriculture. 1994. No. 4. P. 1314.

186. Shcherbo, A. S. Sobre a questão da utilização do biogás como fonte de energia / A. S. Shcherbo // Coletânea de trabalhos de jovens cientistas do primeiro congresso ecológico internacional (terceira conferência científica e técnica internacional) "Ecologia e segurança de vida dos complexos industriais e de transporte ELPIT 2007", 20-23 de setembro de 2007 - Tolyatti, 2007. - T. II. - 433 p /

187. Eder, B., Centrais de biogás. Manual prático. Princípios de

planeamento. Construção. Tipos de instalações. Viabilidade económica. / B. Eder, S. Heinz. - 2006, - 218 p.

188. Yuryeva G. M. Formas de potássio em solos podzólicos e sua utilização pelas plantas. // Actas do Instituto de Investigação Biol. Instituto de Investigação da Universidade Estatal de São Petersburgo: "Fertilidade do solo e otimização das condições de nutrição das plantas". São Petersburgo: Editora da Universidade de São Petersburgo, 1993. pp. 113-125.

189. Yakimenko V. N. Efeito dos adubos potássicos na produtividade das culturas hortícolas e no equilíbrio de potássio em solo de floresta cinzenta. // Agroquímica. 1997. No. 2. P. 56-59.

190. Aichberger K., Tauber K. Vergleich der Stoffgehalte von Nass- und Pressschammen und der daraus resultierenden Frachten beim Einsatz in der Landwirtschaft. // VDLUFA. 1996. No. 44. S. 265-268.

191. Arkhipchenlco IA Produção de novos tipos de fertilizantes microbianos a partir de resíduos orgânicos na região de Leninegrado // Conferência Internacional "Microbial ecotechnology in processing of organic agricultural wastes". São Petersburgo. Rússia. 2000.s. 18-19.

192. Beisecker R., Cath S., Frede H.-G. Flachenhafte Verwertung von organischen Abfallen und landwirtschaftlichen Wirtschaftsdunger von Bodenschutz und Kreislaufwirtschaft. // Mitt. Dt. Bodenkund. Gesell. 1997. Bd. 83. S. 267-270.

193. Beyer *L.,* Blume H.- P. Zur Definition von Humusformen ackerbaulich genuzter Boden. Quantitat und Qualitat der organischer Bodensubstanz. // Mitteilungen der Deutschen Bodenkundlichen Gesellschaft. 1996. 80. s. 187-191.

194. Bley J., Monn L., Reinfelder H. Voraussetzungen für die tatsachliche Verwertung von Abfallen auf Boden ein Beitrag zur aktuellen Diskussion aus der Sicht des Bodenschutzes //Mitt. Der Deut. Bodenk. Gesell. 1997. 85. II. s. 709-712.

195. Buchgraber K. Die Einsatz von Biokompost in der Landwirtschaft // Verb. Dt. Landw. Unters. Forsh. Anst., Darmstadt. 1996. 44. s. 361-364.

196. Candinas T., Chasst G.M., Kupper T., Besson J.-M. Klarschlamm, Kompost und Holzasche: Abfalldunger sind schadstoffbelasten. Sind sie dennoch umweltvertraglich? // VDLUFA. 1996. No. 44. S. 317-320.

197. Debruck J. Wie wirken Vinasse, Expeller, Hornspane und Go? // DLZ Agrarmag. Agrobonus. 1997. No. 6. s. 35-37.

198. Deschauer H., Zech W. Organischer Biomullkompost als Dungungsalternative in bodensauren und humusarmen Waldern: Auswtrkungen auf die Nahrstoffedynamik // Mitt. Dt. Bodenkundl. Gesellsch. Bd. 72. H. 1. 1993. s. 1823.

199. Diez Th., Krauss M. und Wurziger A. Schwermetall- und Nahrstoffgehalte von Klarschlammen bayerischer Klaranlagen. // Bauerisches Landwirtschaftliches Jahrbuch. 1991. Heft 4. S. 521-528.

200. Edelbauer A. Wirkung von Biotonenkompost auf Ertrag und Qualitat landwirtschaftlicher Kulturpflanzen //Verb. Dt. Landw. Unters. Forsch. Anst, Darmstadt. 1996. 44. s. 365-368.

201. Emmerling C. Liebner C. Forderung bodenmikrobiologischer Eigenschaften von Kippenboden durch dien Eisatz organischer Reststoffe // Mitt. Dt. Boden. Gesell. 1997. 83. 145 148.

202. Fischer P. Verhalten von Horndunger in torfhaltigem Substrat. Gartenbau Magazin. 1993. Jg. 2. No. 6. S. 45-47.

203. Flick G., Meier J., Heinath A. Einfluss einer organischen Dungung Bioabfallkompost aus dem Brikollare-Verfahren auf Ertrag, Inhaltsstoffe und sensorisch wahrnehmbare Eigenschaften von Mohren (Daucus carota). //VDLUFA. Bd. 49. 1998. Sl 15-118.

204. Gaiser T. Stahr K. Bedeutung des Humusgehaltes für die Pflanzenernahrung in den subhumieden Tropen am Beispiel eines Nitisols auf stark verwittertem Ausgangsmaterial. //Mitt. Dt. Boden. Gesell. 1991. 66. II. s.

623 626.

205. Galler IJ "Humusbilanz m Abhangigkeit von Dungung und Fruchtvolge" // Der Forderungsdienst. 1993. 41. No. 11. s. 328 331.

206. Galler J. Mogligkeiten und Grenzen der Kompostierung // Der Forderungsdienst. 1993. 41. No. 7. s. 41-46.

207. Gerke Y. Die Bedeutung der organischen Substanz für die Phosphatadsorbtion und Hosphatverfugbarkeit in Boden //Mitt. Der Deutschen Bodenkundlichen Gesellschaft. 1992. 68. S. 227-232.

208. Helm M. Prozessfuhrung bei Kompostierung von organischen Reststoffen aus Haushalten. 1993. 123 S.

209. Herrmann A. Ruck F., Bannick CG "Eignung organischer Abfalle als Dungemittel" // Mitt. Dt. Boden. Gesell. 1997. 85. II. 909 912.

210. Hersemann H. EinfluB von organischer Dungung und Fruchtfolge auf Umsatz und Eigenschaften der organischen Bodensubstanz. //Mitt. Dt. Boden. Gesell. 1991. 66. II. s. 657 660.

211. Honsel U., Janssen E und Stenwandter H. Nahr- und Schadelemente in Klarschlammen aus Klaranlage. // VDLUFA. 1996.Bd. 44. S. 333-336.

212. Huttmann S. Beyer L. Mikrobielle Verwertung verschiedener Huminstoff-Fraktionen eines Podsols in Schleswig Holstein //Mitteilungen der Deutschen Bodenkundlichen Gesellschaft. 1996. 81. s. 197-200.

213. Hyll A., Nestroy O. Probleme der Auswirkung von Klarschlammen auf landwirtschaftlicy genutzen Flachen //Der Forderungsdienst. 1993.41.6. s. 158-163.

214. Hyll A., Nestroy O. Wirkungen unterschiedlicher Klarschlammgaben auf Boden und Pflanzenbestand eines Acker- und eines Grunlandstandorten im unteren Murztal. // Die Bodenkultur. 1993. Bd. 44. Heft 4. S. 379-388.

215. Klages Haberlcern S. Qualitatskriterien fur Komposte. 1997. 20s.

216. Klasink A. und Steffens G. Grunkomposteinsatz in der Landwirtschaft -Ergebnisse einem Feldversuch // VDLUFA. Bd.44. 1996. S. 385-388.

217. Kluge R. Schaaf H. VDLUFA Standpunkt. Landbauliche Verwertung von geeigneten Abfallen als Sekundarrohstoffdunger, Bodenhilfsstoffe und Kultursubstrate // Mitt. Dt. Boden. Gesell. 1997. 83. s. 325 - 334.

218. Mattsson I. Projectos conjuntos suecos para o desenvolvimento de uma agricultura sustentável. // Conferência Internacional "Microbial ecotechnology in processing of organic agricultural wastes". São Petersburgo. Rússia. 2000.s. 16-18.

219. Michel R., Schmidt R. Zur Charakterisierung des Humuszustandes von Ackerboden in Beziehung zu Standort und Bewirtschaftung // Mitt. Dt. Boden. Gesell. 1997. 85. II. s. 561 564.

220. Mokry M., Kluge R. Direktwertung von Frucht- und Gemusebrei im Ackerbau //Verb. Dt. Landw. Unters. Forsch. Anst. Darmstadt. 1996. 44. s. 509-512.

221. Muller DH, Heil M. Wohin damit. // Das deutsche Weinmagazin. 1997. 19.s. 22-26.

222. Peschke H. Dungung im Gartenbau. 1 Lehrbrief: O lixo orgânico e a sua aplicação. 1988

223. Peschke H., Mollenhauer S. Der Einfluss von Holz und Rindenmaterial europaeischer und tropischer Baumarmen auf die Stickstoff und Kohlenstoffdynamik des Bodens Gartenbauwissenschaft. 1993. No. 58. s. 97-103.

224. Potsch EM, Buchgraber IC. Zur Verwertung von Rohglycerin als Gullezusatz. 1995. 46. 1. s. 83-94.

225. Reloe H. Physikalisch-Iechnische Parameter zur Prozessung bei der Kompostierung organisher Reststoffe. Inaug. Diss. Forschungsbericht

Agrsrtechnik des Arbeitskreises Forschung und Lehre der Max - Eyth -Ges. Bonn. 1993. 240 S.

226. Roschke M., Schiemann M. Dunger für Bradenburger Boden. Landwirtschaftliche Klarschlammverwertung bedarf exakter Planung // Neue Landwirtschaft. 1997. 8. s.45 48.

227. Scharf HC, Meinken E. Eigenschaften und Besonderheiten von Rindeprodukten für die Verwendung m Gartenbau. // Rindeprodukte für den Gartenbau. 1988. s. 7-12. Thalacker. Braunschweig.

228. Scheller E. Aminosauregehalte von Ap und Ah - Horisonten verschiedener Boden und deren Huminsauren - und Fulvosauren - Fraktion //Mitt. Der Deut. Bodenk. Gesell, 1996. 81. s. 201 - 204.

229. Schroter H. und Zorn W. P-Dungewirkung von Klarschlammen in zweijahrigen Gefassversuchen. // VDLUFA. 1997. Bd.46. S. 889-892.

230. Schulz R., Zhang F.S. Romheld V. Eigung von Federnmehl als organischer Stickstoffdunger // Verb. Dt. Landw. Unters. Forsch. Anst. Darmstadt. 1996.44. s. 561-564.

231. Siewert C. Biologische Aspekte einer allgemeingültigen Qualitatsbestimmung der organischen Bodensubstanz //Mitt. Der Deut. Bodenk. Gesell. 1996. 81. s. 41 -44.

232. Siewert Ch. Theoretische Grundlagen einer okosystemorientierte Bewertung der Humusqualitat // Mitt. Dt. Boden. Gesell. 1993. 69. 2636266.

233. Steffens D., Pape H. und Asche E. Einfluss von Bioabfallkompost verschiedener Reifegrade auf die Bodenfruchtbarkeit // VDLUFA. Bd. 44. 1996. S. 405-408

234. Stein-Bachinger K., Werner W. Untersuchungen zur optimalen Wirtschaftsdungeranwendung in organischen Landbau // VDLUFA. Bd 35. 1992. s. 218-221.

235. Suntheim L., Dittrich B. Als P-Dunger kaum Bedeutung. // Neue Landwirtschaft. 1998. No. 8. S. 54-55.

236. Timmermann F., Kluge R. Direktwertung von Grunguthacksel im Ackerbau //Verb. Dt. Landw. Unters. Forsch. Anst. Darmstadt. 1996. 44. s. 533-536.

237. Weigel A., Klimanek E.-M. Enzymaktivitat und umsetzbarer Kohlenstoff, untersucht an unterschiedlichen Dungungsvarianten in 7 Dauerversuchen an 6 Standorten. // Mitt. Dt. Boden. Gesell. 1997. 85. II. 627-630.

238. Weitzien HC Untersuchungen zu den Wirkungen des Kompostierungprozesses und zum antiphytopathogenen Potential von Komposten gegen Sclerotinia trifoliorum, Sclerotinia sclerotiorum und Sclerotinia herpotrichoides. 1997. 168s.

239. Weniger S., Engels T., Dickmann S. Komposteinsatz in Getreidefruchtfolgen: Eine Alternative zur organischen Dungung oder mehr?//Getreide Magazin. No. 3. 1996. S. 14-15.

240. Zottl HW Bestimmung und Beseitigung der Stickstoffimmobilisierung in Rindenhumus. // Rindeprodukte für den Gartenbau. 1988. s. 13-18. Thalacker. Braunschweig

- Doenças **alérgicas ao AZ**
- **BA-** Aerossóis **biológicos**
- **BF** - fator **biológico**
- **BSZ** - meios **biológicos** de proteção
- **VUT** - condições de trabalho **prejudiciais**
- **VPF** - fator de produção prejudicial
- **ZOTD** - zona de ação tóxica aguda
- **FPO** - fator de produção perigoso
- Níveis de exposição seguros **estimados para os sapatos**
- ODK-Quantidades **aproximadamente** admissíveis
- **OO-** envenenamento agudo
- **Controlo remoto** - nível **máximo** admissível
- **MPC** - concentração máxima admissível
- **CL50 mg/m**^{3} **-concentração** de uma substância no ar que provoca a morte de 50% dos animais
- **KVIO -coeficiente** de possível envenenamento por inalação
- **MPC mg/m**^{3} -concentração máxima admissível de uma substância no ar
- LPP-nutrição **terapêutica** e profiláctica
- **HOS** - compostos **organoclorados**
- Compostos **organofosfóricos FOS**
- Compostos **de ERO-organomercúrio**
- Hipersensibilidade **retardada por GTZ**
- **THV** - produtos químicos tóxicos
- Fator **de segurança KZ**
- **LPV** - indicador de **limitação** da nocividade

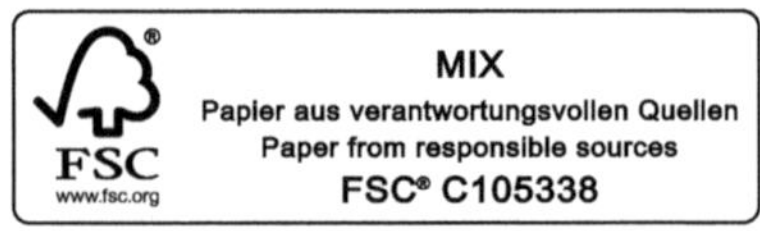

Printed by Books on Demand GmbH, Norderstedt / Germany